JN095316

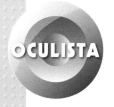 **編集企画にあたって…**

　2020年5月時点において本邦における新型コロナウイルス感染症(COVID-19)は収束に向かっているように見える．引き続き余断を許さない状況が続いているが，緩やかにアフターコロナ時代に移行しつつある．そのような中，さまざまな生活基盤においてデジタル化の社会的ニーズは増加する一方である．特に，COVID-19の感染拡大による医療体制の崩壊を最小限に抑えるためのオンライン診療が注目されている．このようにアフターコロナ時代では，医療・ヘルスケアにおいてもデジタル化はより一層進むだろう．

　医療・ヘルスケアにおけるデジタル化の主役として，スマートフォン(スマホ)等のIoMT (Internet of Medical Things)を利用したモバイルヘルスが挙げられる．モバイルヘルスとは，高機能化するスマートフォン端末やタブレット端末等の携帯端末(モバイル端末)を利用して行う医療行為や診療サポート行為をさす．モバイルヘルスは個々人の自己管理に有用なツールとしてのみではなく，きたるべき個別化医療のための個別ビッグデータの収集を目的として受け入れられ始めている．これにより，これまでの医療施設中心の施設医療から，患者中心かつ日常生活圏での予見的で渉外的な医療へとパラダイムシフトが可能となる．しかし，その利便性のかたわら，スマートフォンを中心としたモバイルヘルスによる眼障害も危惧され始めている．

　本特集では，「スマホと眼 Pros & Cons」として，眼科診療に関連するスマートフォンの利点と欠点について気鋭の専門家の皆様に執筆していただいた．本特集から，スマートフォンをはじめとしたデジタルヘルスの現状のアップデートと，これからの眼科医療はどのように変革していくのか潜考していただけると幸いである．

2020年5月

猪俣武範

KEY WORDS INDEX

WRITERS FILE

(50音順)

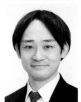

猪俣　武範
（いのまた　たけのり）

2006年	順天堂大学卒業（MD）
2008年	東京大学医学部附属東大病院初期臨床研修修了
2012年	順天堂大学大学院博士課程眼科学卒業 同大学眼科学教室，助教
2012〜15年	米国ハーバード大学 Schepens Eye Research Institute, Massachusetts Eye & Ear Infirmary, Department of Ophthalmology, 博士研究員
2015年	米国ボストン大学経営学部 Questrom School of Business 卒業（MBA） 順天堂大学眼科学教室，助教
2016年	同大学医学部附属順天堂医院病院機能管理室兼務 同大学戦略的手術室改善マネジメント講座，助教（併任） 一般社団法人 IoMT 学会，代表理事
2019年	順天堂大学大学院病院管理学，助教（併任） 同大学眼科学教室，准教授
2020年	同大学デジタル医療講座併任

小橋　英長
（こばし　ひでなが）

2006年	杏林大学卒業
2008年	北里大学眼科学教室入局
2013年	同大学大学院医療系研究科博士課程卒業 同，助手
2016年	米国スケペンス眼研究所留学
2017年	慶應義塾大学眼科学教室，特任講師

豊田　潮帆
（とよた　しほ）

2016年	金沢大学卒業 東京医科歯科大学初期研修
2018年	同大学眼科入局 同大学眼科，医員
2019年	東京都保健医療公社荏原病院眼科，医員
2020年	秀和総合病院眼科，医員

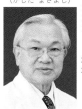

梶田　雅義
（かじた　まさよし）

1976年	山形大学工学部電子工学科卒業
1983年	福島県立医科大学卒業
1991年	同，講師
1993〜95年	カリフォルニア大学バークレー校留学，研究員
2003年	梶田眼科開設，院長
2018年	東京医科歯科大学，臨床教授

清水　映輔
（しみず　えいすけ）

2013年	慶應義塾大学卒業 独立行政法人国立病院機構東京医療センター初期研修
2015年	慶應義塾大学眼科学教室，助教
2016年	同大学医学研究科大学院博士課程 東京歯科大学市川総合病院眼科
2019年	慶應義塾大学眼科学教室，特任助教
2020年	同，特任講師

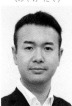

三宅　琢
（みやけ　たく）

2005年	東京医科大学卒業
2012年	同大学大学院修了 同大学眼科学教室，兼任助教
2013年	東京大学先端科学技術研究センター人間支援工学分野，特任研究員
2014年	神戸理化学研究所網膜再生医療研究開発プロジェクト，客員研究員
2018年	東京大学政策ビジョン研究センター，客員研究員 公益社団法人ネクストビジョン，理事

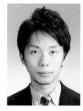

栗原　俊英
（くりはら　としひで）

2001年	筑波大学卒業 慶應義塾大学病院眼科，研修医
2002年	国立霞ヶ浦病院眼科，研修医
2004年	東京都済生会中央病院眼科，医員
2005年	慶應義塾大学大学院医学研究科博士課程入学
2009年	同課程修了 米国スクリプス研究所，Research Associate
2013年	慶應義塾大学眼科学教室，助教
2015年	同，特任講師
2017年	同，特任准教授
2020年	同，専任講師

田川　義晃
（たがわ　よしあき）

2008年	慶應義塾大学卒業 JA 北海道厚生連札幌厚生病院，初期研修医
2010年	北海道大学大学院医学研究科眼科学分野入局
2011年	早稲田渓仁会病院眼科
2019年	北海道大学医学研究院博士課程卒業 同大学病院眼科，医員

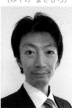

三宅　正裕
（みやけ　まさひろ）

2006年	大阪市立大学卒業 神戸市立中央市民病院，初期研修医
2008年	京都大学医学部附属病院眼科，修練医 天理よろづ相談所病院
2011年	京都大学大学院
2015年	厚生労働省保険局医療課，専門官 京都大学大学院修了
2016年	日本医療研究開発機構臨床研究課，課長代理 米国ハーバード公衆衛生大学院修了
2017年	京都大学医学部附属病院眼科，特定助教

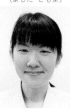

吉田　朋世
（よしだ　ともよ）

2012年	鹿児島大学卒業 川口市立医療センター，初期研修医
2014年	国立成育医療研究センター眼科，レジデント
2016年	同，医員

スマホと眼 Pros & Cons

編集企画／順天堂大学准教授　猪俣武範

Monthly Book

OCULISTA

編集主幹／村上　晶　高橋　浩

No.88 / 2020.7◆目次

CONTENTS

「OCULISTA」とはイタリア語で眼科医を意味します．

Monthly Book

OCULISTA

オクリスタ

2020. **3** 月増大号

No. **84**

眼科鑑別診断の 勘どころ

眼科における**鑑別診断にクローズアップした増大号！**
日常診療で遭遇することの多い疾患・症状を中心に、**判断に迷ったときの**
鑑別の"勘どころ"をエキスパートが徹底解説！

編集企画

柳　靖雄 旭川医科大学教授
2020年3月発行　B5判　182頁　定価 (本体価格5,000円＋税)

主な目次

小児の眼球運動異常, 斜視の診断のすすめ方
成人の眼球運動異常, 斜視の診断のすすめ方
眼瞼腫瘍を認めたら
結膜腫瘍の鑑別
角膜上皮びらんと遷延性角膜上皮欠損
難治性角膜疾患の鑑別―感染症を中心に―
角膜内皮障害の鑑別
前房炎症の見方
緑内障性視神経症と鑑別すべき疾患
視神経に腫脹を認めたら
視神経炎：最近の考え方―すばやく治療に入るための鑑別診断―
黄斑部に出血を認めたら
黄斑の滲出性変化の鑑別
眼底出血
黄斑円孔と偽円孔
ぶどう膜炎で硝子体混濁をきたすもの
眼底に白斑（白点）を認めたら
網膜色素上皮症・脈絡膜炎
感染性ぶどう膜炎の鑑別ポイント
脈絡膜腫瘍を疑った場合の検査所見

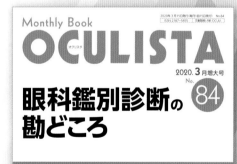

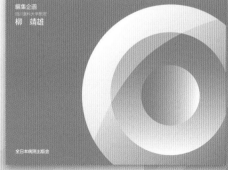

全日本病院出版会　〒113-0033 東京都文京区本郷 3-16-4　Tel：03-5689-5989
www.zenniti.com　Fax：03-5689-8030

MB OCULI. No. 88：1−9, 2020

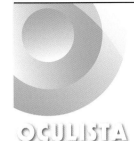

特集／スマホと眼 Pros & Cons

近視とスマートフォン

豊田潮帆[*1]　五十嵐多恵[*2]

Key Words： 近視(myopia)，スマートフォン(smartphones)，近業(near work)，ICT 教育(ICT education)

Abstract：小児の近視に関しては，電子機器が普及する以前から，日本を含む東アジアの先進諸国では，近代東アジア式包括的集団教育システムの普及に伴って，すでに 1980 年代には急激に増加していた．教育の普及に伴い小児の近視が増加する原因として，読書や書字等の近業の増加が要因に挙げられ，2015 年の Huang らのレビュー論文によってエビデンスが確立した．幼少期からの電子機器を用いた近業が世界規模で増加するにつれて，従来の読書や書字とは異なるスタイルでの近業，すなわちスマートフォンやタブレット，パソコン等を用いた新しい時代の学習法や余暇の過ごし方が，近視の発症および進行にどのように影響するかを，個々の電子機器において明確にすることが，眼科分野に携わる研究者にとって，解明すべき課題となった．本稿では，タブレット，パソコン等を中心とした電子機器による近業と，近視の有病率・発生・進行に関する現在までの知見をまとめ，ついでスマートフォンと近視に関する最新の知見を報告した．

はじめに

　近年，スマートフォンを始め，タブレット，パソコンといった電子機器が急速に普及し，日常生活と切っても切れない関係となっている．総務省の発表による 2018 年の世帯における情報通信機器の保有状況では，「モバイル端末全体(携帯電話，PHS，スマートフォン)」および「パソコン」の世帯保有率は，それぞれ 95.7%，74.0% となっている(図1)[1]．特にスマートフォンの普及は目まぐるしく，「モバイル端末全体」の内数である「スマートフォン」は 79.2% とパソコンの世帯保有率を上回る結果である．スマートフォンの世帯保有

率は 2010 年度の 9.7% から右肩上がりに上昇しており，今後もさらなる普及が予想される．一方で 2019 年に文部科学省は，「新時代の学びを支える先端技術活用推進方策」を発表し，今後，初等中等教育において，これらの電子機器を用いた ICT (information and communication technology)環境を整備し，ICT を活用した学習活動を推進していくことを示した[2]．さらに ICT を活用した情報活用能力の育成は，新学習指導要領にも盛り込まれ，小学校では 2020 年度より，中学校では 2021 年度より，全面的に実施される予定である．

　小児の近視に関しては，電子機器が普及する以前から，日本を含む東アジアの先進諸国では，近代東アジア式包括的集団教育システムの普及に伴って，すでに 1980 年代には急激に増加していた[3]．教育の普及に伴い小児の近視が増加する原因として，読書や書字等の近業の増加が要因に挙げられ，2015 年の Huang らのレビュー論文によっ

[*1] Shiho TOYOTA, 〒344-0035　春日部市谷原新田 1200　秀和総合病院眼科／〒113-8519　東京都文京区湯島 1-5-45　東京医科歯科大学大学院医歯学総合研究科眼科学分野
[*2] Tae IGARASHI, 東京医科歯科大学大学院医歯学総合研究科眼科学分野，助教

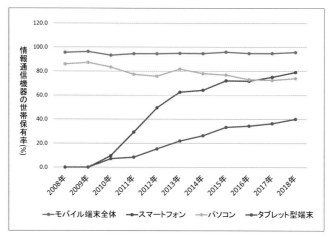

図 1. 情報通信機器の世帯保有率の推移
2017 年度にはスマートフォンの世帯保有率がパソコンの世帯保有率を上回った．スマートフォンの世帯保有率は 2009年度より右肩上がりに上昇している．
（文献 1　総務省「通信利用動向調査」より）

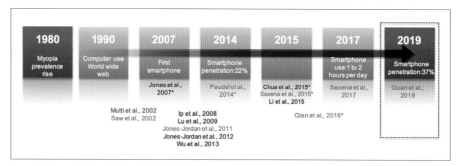

図 2. 小児の近視の増加と電子機器の世界的な普及，および電子機器を用いた
近業と近視の関連を調査した報告に関する年表
日本を含む東アジアの先進諸国では，近代東アジア式包括的集団教育システムの普及に伴って，近視の有病率は1980年代にはすでに高値となった．一方で1990年代にワールドワイドウェブ（いわゆるインターネット）が公開され，コンピュータの使用頻度が急速に増加し，その後，スマートフォン・タブレット等の携帯式電子機器が開発され普及した．世界のスマートフォンの普及率は，2014 年に 22％となり，2019 年には 37％まで上昇した．これに伴い，電子機器を用いた近業と近視の有病率・発症・進行との関連を調査する研究結果が国際誌に報告されるようになった．青が関連を示す報告で，赤が関連を示さない報告である．現時点のメタアナリシスでは結論の一致は得られていないが，近年の報告であるほど関連を示す傾向があり，関連を支持する報告が蓄積されている．
（文献 5 より）

てエビデンスが確立した[4]．図 2 に，小児の近視の増加と電子機器の世界的な普及，および電子機器と近視に関する研究報告の関連を，年表形式にしてまとめる[5]．幼少期からの電子機器を用いた近業が世界規模で増加するにつれて，従来の読書や書字とは異なるスタイルでの近業，すなわちスマートフォンやタブレット，パソコン等を用いた新しい時代の学習法や余暇の過ごし方が，近視の発症および進行にどのように影響するかを，個々の電子機器において明確にすることが，眼科分野に携わる研究者にとって解明すべき課題となった．そこで本稿では最初に，タブレット，パソコン等を中心とした電子機器による近業と，近視の有病率・発生・進行に関する現在までの知見をまとめ，ついでスマートフォンと近視に関する最新の知見を報告する．

電子機器を用いた近業と近視に関する報告

1．近視の有病率／近視発症に関する横断研究／コホート研究

2002～19年までに，電子機器を用いた近業と，近視の有病率／近視発症との関連を調査した横断研究／コホート研究のなかで，サイプレジン調節麻痺下屈折検査を用いて近視度数を評価した調査対象が200名以上の報告を，表1にまとめる[6]～[16]．6つの報告において，電子機器の使用（使用の有無，あるいは週もしくは日あたりの使用時間）が，学童の近視もしくは強度近視の有病率や，近視度数と関連することが示されたが[8][10][11][13][14][16]，5つの研究では明らかな関連性が示されなかった[6][7][9][12][15]．

以下にその詳細をまとめる．

学童を近視群と非近視群に分けて，ビデオゲーム／コンピュータの使用時間を比較した結果が，2009年の the Xichang pediatric refractive error study（X-PRES），2002年の the Orinda longitudinal study of myopia（OLSM），2014年の Paudel ら（ベトナム）による横断研究によって報告された．しかし，近視群のほうが電子機器を用いた近業時間が長いであろうとする，期待した結果がいずれの報告においても得られなかった．一方で近視の有病率と，ビデオゲーム／コンピュータの使用（使用の有無，または週もしくは日あたりの使用時間）との関連を，オッズ比を用いて評価した4つの横断研究では，有意な関連性が3つの報告で認められた[8][10][11]．唯一関連が認められなかった the growing up in Singapore towards healthy outcomes（GUSTO）study[9]では，対象年齢が3歳で，近視症例がわずか6.1％であり，電子機器の使用と近視の関連を検討するには年齢が若すぎた可能性が指摘された．

近視発症とビデオゲーム／コンピュータの週あたりの使用時間との関連に関しては，8～9歳の近視発症前の学童514人を追跡調査したコホート研究である2007年の OLSM study において，唯一

調査されている．しかし，OLSM study では明らかな関連性は示されなかった（近視発症オッズ比＝1.01；95% CI：0.94～1.09，p＝NS）[12]．

次に，その他のアウトカムを用いた横断／コホート研究を示す．12～13歳を対象とした横断研究である2008年の Sydney myopia study では，コンピュータ／携帯型ビデオゲームの週あたりの使用時間を群分けし（<6，6～10，11～15，>15時間／週），平均近視度数の違いを解析したが，有意差は認められなかった（すべて p>0.05）．一方で，7～9歳を対象とした2002年の the Singapore cohort study of the risk factors for myopia（SCORM）では，近視がない学童と比較して，近視学童はコンピュータの使用率が高く，－3D を超える近視では，使用率が2倍高いことが示された．同様に，2011年のコホート研究である the collaborative longitudinal evaluation of ethnicity and refractive error（CLEERE）study では，調査期間中に近視が発症した731名の学童では，正視のままであった学童と比較して，コンピュータ／ビデオゲームの週あたりの使用時間が，近視発症時および発症後5年のうちの4年間（1，2，3年目と5年目）で0.7～1.6時間長いことが示された．また最近の報告では2019年に Guan らが，コンピュータ／スマートフォンの使用時間が長いほど近視度数が悪化することを報告した（［コンピュータ（分／時間）β＝－0.03；95% CI 0.05～0.01，p＝0.011］，［スマートフォン（分／時間）β＝－0.04；95% CI 0.07～0.02，p＝0.001]）．

2．近視の進行に関するコホート研究

電子機器を用いた近業と，近視の進行との関連を調査したコホート研究のなかで，サイプレジン調節麻痺下屈折検査を用いて近視度数を評価し，かつ調査対象が200名以上であった4つのコホート研究を表2にまとめる[17]～[20]．4つのコホート研究のうちで最も近年の報告（2017年）である，5～15歳の9,616名を対象とした the North India myopia study（NIM Study）においてのみ，近視の進行とコンピュータ／ビデオゲームの週あたりの

表 1. 電子機器を用いた近業と、近視の有病率／近視発症との関連を調査した横断研究／コホート研究

サイプレジン調節麻痺下屈折検査を用いて近視度数を評価した調査対象が 200 名以上の報告を示す.

論文、著者・報告年、研究を行った国	研究デザイン	n	対象年齢	近視の定義	近業時間指標	デバイス %	結 果
近視学童と近視がない学童の電子機器の使用時間の違いと、近視の有病率に関して調査した報告 (n=994)							
Lu, et al Xichang Pediatric Refractive Error Study(X-PRES) 2009, 中国	横断研究	656	10〜19	≦−0.5 D	質問票	1週間のビデオゲームあるいはパソコン使用時間	近業時間は近視群のほうが、非近視群に比較し1週間の作業時間は短かった（平均値；6.2±7.1 vs 7.6±7.7, p=0.02）. 近業時間と近視有病率は認めなかった(p=0.11).
Mutti, et al Orinda Longitudinal Study of Myopia(OLSM) 2002, アメリカ	横断研究	338	13〜14	≦−0.75 D	質問票	1週間のビデオゲーム、あるいは自宅でパソコンを使用している時間	近視群と正視群の近業時間に有意差なし（平均値；2.7±4.1 vs 2.2±3.2 p=NS)
電子機器の使用時間と近視の有病率の関連をオッズ比を用いて調査した報告 (n=20,889)							
Qian, et al 2016, 中国	横断研究	7,681	5〜16	≦−0.5 D 強度近視≦−6.0 D	質問票	パソコンの使用の有無	パソコン使用と近視、強度近視の有病率に関連を認めた(近視群；OR=1.17, p=0.015／強度近視群；OR=2.31, p=0.016).
Chua, et al Growing Up in Singapore Towards Healthy Outcomes(GUSTO) 2015, シンガポール	横断研究	572	3	≦−0.5 D	質問票	1日の携帯機器でのプレイ時間あるいはパソコン使用時間	携帯機器でのプレイ時間、パソコンの使用時間とも近視の有病率に関連なし（前者；OR=0.92, p=0.86／後者；OR=1.04, p=0.88).
Saxena, et al The North India Myopia Study(NIM Study) 2015, インド	横断研究	9,884	5〜15	≦−0.5 D	質問票	1週間のパソコン、ビデオゲームあるいは携帯ゲームの使用時間	近視有病率と近業時間に関連あり（使用時間が1〜4h/週；OR=4.5, p<0.001／使用時間>4h/週；OR=8.1, p<0.001).
Paudel, et al 2014, ベトナム	横断研究	2,238	12〜15	≦−0.5 D	質問票	1週間のパソコンの使用時間	近業時間は近視群のほうが、非近視群に比較し1週間の近視の近業時間に有意な差はない（平均値；4.9±6.5 vs 4.3±6.4, p=0.077）. しかし近業時間と近視有病率に関連あり(OR=1.02, p=0.07).
Jones, et al OrindaLongitudinal Study of Myopia(OLSM) 2007, アメリカ	コホート研究	514	8〜9	≦−0.75 D	質問票	1週間のパソコンあるいはビデオゲームの使用時間	近視群と比較し近視群で、1週間の近業時間に有意差なし（平均値；2.52±2.92 vs 2.45±2.81)近業時間と近視の発症に関連なし(OR=1.01, p=NS)
電子機器の使用時間と近視の有病率／発生との関連をオッズ比以外の指標を用いて調査した報告 (n=24,610)							
Guan, et al 2019, 中国	横断研究	19,934	10.6±1.15	≦−0.5 D	質問票	1日のパソコンの使用時間／スマートフォンの使用時間	使用時間が長いほど近視度数が悪化[コンピュータ（分／時間）β=−0.03；95% CI 0.05〜0.01, p=0.0111, [スマートフォン（分／時間）β=−0.04；95% CI 0.07〜0.02, p=0.001]

（文献5より）

表 1. つづき

著者、報告年、国 論文	研究デザイン 研究を行った国	n	対象年齢	近視の定義	近業時間指標	デバイス	結 果
Jones-Jordan, et al Collaborative Longitudinal Evaluation of Ethnicity and Refractive Error(CLEERE) Study 2011, アメリカ	コホート研究	1,318	6〜14	≦−0.75 D	質問票	1日のパソコン、ビデオゲームの使用時間	近視が発症した学童では、正視学童と比較して、コンピューター/ビデオゲームの週あたりの使用時間が、近視発症時および発症後5年間のうち4年間(1, 2, 3, 5年)で0.7〜1.6時間長い(p<0.05).
Ip, et al Sydney Myopia Study 2008, オーストラリア	横断研究	2,353	12〜13	≦−0.5 D	質問票	1週間のパソコン、携帯機器でのゲーム時間	近業時間(<6, 6〜10, 11〜15 & >15時間/週)と、調整された等価球面度数の平均値に関連は認めなかった(すべてp>0.05).
Saw, et al Singapore Cohort Study of the Risk Factors for Myopia(SCORM) 2002, シンガポール	横断研究	1,005	7〜9	≦−0.5 D 弱度近視(−3.0<SER≦−0.5 D) 強度近視(≦−3.0 D)	質問票	パソコン使用の有無	使用あり、なし(%): 軽度近視=あり24.3%; 強度近視=あり10.0%、なし5.4%、非近視群=あり65.6%、なし70.3%; 強度近視と非近視群で有意差あり(p=0.03)

表 2. 電子機器を用いた近業と、近視の進行との関連を調査した4つのコホート研究

サイプレジン調節麻痺下屈折検査を用いて近視度数を評価し、かつ調査対象が200名以上であった4つのコホート研究を示す.

著者、報告年、国 論文	研究デザイン 追跡期間(年間)	n	対象年齢	近視の定義	進行の評価方法	近業時間指標	曝露したデバイス	結 果
Jones-Jordan, et al Collaborative Longitudinal Evaluation of Ethnicity and Refractive Error(CLEERE) Study 2012, アメリカ	コホート研究 20	835	6〜14	≦−0.75 D	連続した年での等価球面度数の変化	質問票	1週間のパソコン、ビデオゲームの使用時間	デバイスの使用時間と近視の進行に有意差は認めなかった.
Wu, et al 2013, 台湾	コホート研究 1	571	7〜11	≦−0.5 D	1年間で等価球面度数の変化	質問票	パソコン使用の頻度(頻繁vs時々あるいはなし)	使用頻度と進行とに関連なし(非近視群:オッズ比=0.10, 95% CI 0.08, 0.27; p=0.279)、(近視群:オッズ比=0.08, 95% CI 0.27, 0.12; p=0.453)
Li, et al Anyang Childhood Eye Study (ACES) 2015, 中国	コホート研究 2	1,890	10〜15	≦−0.5 D	等価球面度数の増加	質問票	1日のパソコン、ビデオゲームの使用時間	デバイスの1日当たりの使用時間と近視の進行に関連なし
Saxena, et al The North India Myopia Study (NIM Study) 2017, 北インド	コホート研究 1	9,616	5〜15	≦−0.5 D	等価球面度数の増加	質問票	1週間のパソコン、ビデオゲームの使用時間	4時間/週以上の使用時間がある場合、近視の進行と関連あり(4〜7時間/週オッズ比=1.89, 95% CI 1.42, 2.49; p<0.001)、(>7時間/週使用:オッズ比=3.53, 95% CI 2.51, 4.95; p<0.001)

(文献5より)

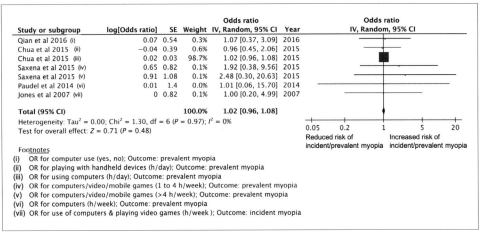

図 3. コンピュータやモバイルゲーム機等の電子機器の使用と近視の有病率／発症
電子機器の使用と近視の有病率／発症の関連を，オッズ比を用いて解析した５つの研究報告
をメタアナリシスした結果のフォレストプロット図．５つの報告のうち２つが，各々２つの異
なる指標と項目で電子機器の使用と近視の有病率との関連を評価しているため，フォレスト
プロットでは評価総数が７つとなっている．2019 年までの報告でのメタアナリシスでは，電
子機器を用いた近業と近視の有病率／発症には明らかな関連は認められなかった（統合オッ
ズ比＝1.02；95％IC 1.42〜2.49，p＜0.001）． （文献５より）

使用時間（4 時間以上／週）との間に関連性が認められた（［コンピュータ／ビデオゲーム使用 4〜7 時間／週，近視進行オッズ比＝1.89；95% CI 1.42〜2.49，p＜0.001］，［コンピュータ／ビデオゲーム使用 7 時間／週以上，近視進行オッズ比＝3.53，95% CI 2.51〜4.95，p＜0.001］）．これよりも以前の報告である，2012 年の CLEERE Study，2013 年の台湾の Wu らの調査，2015 年の anyang childhood eye study（ACES）では明らかな関連は認められなかった．

3. 近視（有病率／発症）に関するメタアナリシス

Lanca らは，上述した 2019 年までに報告された横断／コホート研究のなかで，オッズ比が報告されていた５つの論文[8]〜[12]を用いて，メタアナリシスを行った[5]．図 3 にフォレストプロットを示す．2019 年までの報告においては，電子機器を用いた近業時間と近視（有病率／発症）には明らかな関連は認められなかった（統合オッズ比＝1.02；95% IC 1.42〜2.49，p＜0.001）．

4. 電子機器を用いた近業と近視に関する報告のまとめ

2019 年までの報告においては，パソコンを中心とした電子機器を用いた近業と近視の発症／進行との関連に関しては，図 2，表 1，表 2 や，前述の

メタアナリシスの結論にあるように，結論の一致が得られていない．しかし，より最近の報告であるほど，近視の発症や進行に関連性が認められている．電子機器を用いた近業が，ゲームや娯楽等の限定された時間のみならず，教育や学業にも用いられるようになったことで，使用時間や頻度が急速に増加し，徐々にその影響が研究結果に反映されるようになったと推察される．一方で，現在までに報告されている研究報告のほぼすべてが質問票を用いた主観的調査であり，思い出しバイアス等の問題が多くある．今後は，後述する Saoirse らのスマートフォンに関する報告にあるように，電子機器に内蔵されたアプリ等を用いて使用時間や頻度の計測を行う等の，より客観的指標を用いた調査を行う必要がある．従来の読書・書字が，ICT を用いた学習に移行するなかで，今後の研究の成果から，近業によって悪化する近視に対して，適切な予防対策が見出されることが期待される．

スマートフォンと近視に関する最新の知見

図 2 に示したように，スマートフォンが普及する以前から東アジア諸国では学童近視の有病率は非常に高値であったが，従来の本による読書が，

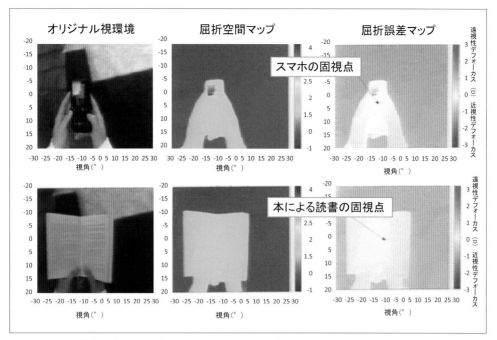

図 4. 従来の本による読書とスマートフォンの使用における屈折誤差マップの比較
スマートフォンの使用では，従来の読書と比較して，網膜中心の遠視性デフォーカスはやや
狭くなる程度であるが，網膜周辺の近視性デフォーカスは大きく拡大している．

（文献 21 より）

スマートフォンに切り替わることで，小児の近視に対し，どのような変化が何によって生じるかを明確にすることは重要である．従来の本による読書とスマートフォンの使用の相違に関しては，①調節ラグ，②視距離，③サイズ，④波長，⑤静止画／動画，⑥照度／フリッカー（ちらつき），⑦色彩／コントラスト／解像度，⑧読み取り面の平面度／限界視角等，さまざまな項目が検討対象として列挙されるであろう．これらの検討結果次第では，近視の発症／進行を抑制させる視環境をスマートフォンで設定することが可能となるかもしれない．

2019 年の国際近視学会において，アイルランドの Saoirse らは，①学童のスマートフォンの使用パターンと②従来の読書とスマートフォンの，網膜中心／網膜周辺部デフォーカスの違いを検討し，従来の読書からスマートフォンへの切り替えが，近視の発生／進行に対してリスクとなりうるかを明らかとする研究を報告した[21]．120 人の近視の学童と 182 人の近視でない学童のスマートフォンの使用状況は，後方視的に Wi-Fi とモバイルデータの使用状況を分析することで客観的に定量化した．従来の読書とスマートフォンの使用における限界視角の違いを水平成分（H）と垂直成分（V）に分けて評価し，さらに室内での読書とスマートフォンの使用で生じる網膜中心／網膜周辺部デフォーカス（視覚深度情報）の相違は，ライトフィールドカメラを用いて屈折誤差マップを描出することで評価した（図 4）．

スマートフォンのデータ解析の結果，アイルランドの学童は今や学外において，スマートフォンがなかった時代のシンガポールやアメリカでの近業時間の調査結果の約 2 倍の時間を，スマートフォンによる近業で過ごしていることが判明した（学外での近業時間：アイルランド（今回のスマートフォンのデータによる調査）：4 時間 32 分／日，シンガポール（スマートフォン普及以前）：2 時間 42 分，アメリカ（スマートフォン普及以前）：2 時間 18 分）．また，アイルランドの近視の学童は近視がない学童に比べ，約 2 倍モバイルデータを使用していた．多項ロジスティック回帰分析により，近視の屈折度数はスマートフォンのデータ使

用量の増加と有意に関連していた(オッズ比＝1.07：95％CI 1.03〜1.13，p＜0.001).

また限界視角に関しては，40 cm の従来の読書で(18°H：26°V)であったのに対し，スマートフォンでは(10°H：20°V)であり，スマートフォンでより狭かった．屈折誤差マップに関しては，スマートフォンでは従来の読書と比較して，網膜中心の遠視性デフォーカスはやや狭くなる程度であったが，網膜周辺の近視性デフォーカスは大きく拡大することが明らかとなった(図4).

屈折誤差マップから得られた知見に関しては以下のことが考察された．従来の読書では，網膜中心の遠視性デフォーカス刺激により眼球後極部の強膜は拡大伸展するが，網膜周辺部では近視性デフォーカス刺激により強膜の拡大伸展は抑制される．結果として眼球形状はより楕円化することになるが，この従来の読書に伴う眼球形状の変化は，今回の屈折誤差マップの調査結果から推察すると，スマートフォンの使用においてより顕著になる．一方で楕円化した眼球形状は日常視の状態において，網膜周辺部に遠視性デフォーカスを生じることから，近視化を加速させる要因となる．今後の類似した研究報告の蓄積を待つ必要があるが，Saoirse らの報告は，増加する小児のスマートフォンの使用による近業の増加に対し，警鐘をならすものと考えられた.

まとめ

子どもたちが，紙やペンから離れ，より多くの時間を電子機器を眺めながら過ごす時代が到来している．近視はたとえ軽度であっても，脈絡膜の菲薄化等の目にみえる眼内部構造の変化を人生早期から生じさせるため，老年期の視機能や眼疾患に与える影響は大きいと考えられる．平均寿命が延長し，人生が100年を超えることが一般的となる時代の子どもたちの視機能が生涯にわたり良好に維持されるためには，病的近視に至らない近視であっても，可能な限り発症や進行は抑制されるべきであろう．スマートフォンが小児の近視に与える影響に関しては，結論を出すには時期尚早ではあるが，最新の研究報告からはその弊害が推察され，近視分野の著名な研究者からは警鐘が鳴らされている．今後の客観的な指標を用いた研究報告の蓄積が，適切な子どもたちの視環境の整備に結びつくことが期待される.

文 献

1) 総務省：情報通信統計データベース 情報通信白書 令和元年版. 文部科学省ホームページ.

2) 文部科学省：新時代の学びを支える先端技術活用推進方策(最終まとめ). 文部科学省ホームページ.

3) Morgan I, Rose K：How genetic is school myopia? Prog Retin Eye Res, 24：1-38, 2005.

4) Huang HM, Chang DST, Wu PC：The Association between near work activities and myopia in children—a systematic review and meta-analysis. PLoS ONE, 10：e0140419, 2015.

5) Lanca C, Saw SM：The association between digital screen time and myopia：A systematic review. Ophthalmic Physiol Opt, 40(2)：216-229, 2020.
   Summary 電子機器と近視の有病率/発症の関連をメタアナリシスした最近の文献.

6) Lu B, Congdon N, Liu XX, et al：Associations between near work, outdoor activity, and myopia among adolescent students in rural China. Arch Ophthalmol, 127：769-775, 2009.

7) Mutti DO, Mitchell GL, Moeschberger ML, et al：Parental myopia, near work, school achievement, and children's refractive error. Invest Ophthalmol Vis Sci, 43：3633-3640, 2002.

8) Qian DJ, Zhong H, Li J, et al. Myopia among school students in rural China(Yunnan). Ophthalmic Physiol Opt, 36：381-387, 2016.

9) Chua SY, Ikram MK, Tan CS, et al：Relative contribution of risk factors for early-onset myopia in young Asian children. Invest Opthalmol Vis Sci, 56：8101-8107, 2015.

10) Saxena R, Vashist P, Tandon R, et al：Prevalence of myopia and its risk factors in urban school children in Delhi：the North India Myopia study (NIM Study). PLoS ONE, 10：e0117349, 2015.

11) Paudel P, Ramson P, Naduvilath T, et al：Prevalence of vision impairment and refractive error

in school children in Ba Ria-Vung Tau province, Vietnam. Clin Exp Ophthalmol, **42** : 217-226, 2014.

12) Jones LA, Sinnott LT, Mutti DO, et al : Parental history of myopia, sports and outdoor activities, and future myopia. Invest Opthalmol Vis Sci, **48** : 3524-3532, 2007.

13) Guan H, Yu NN, Wang H, et al : Impact of various types of near work and time spent outdoors at different times of day on visual acuity and refractive error among Chinese school-going children. PLoS ONE, **14** : e0215827, 2019.

14) Jones-Jordan LA, Mitchell GL, Cotter SA, et al : Visual activity before and after the onset of juvenile myopia. Invest Ophthalmol Vis Sci, **52** : 1841-1850, 2011.

15) Ip JM, Saw SM, Rose KA, et al : Role of near work in myopia : findings in a sample of Australian school children. Invest Opthalmol Vis Sci, **49** : 2903-2910, 2008.

16) Saw SM, Chua WH, Hong CY, et al : Nearwork in early-onset myopia. Invest Ophthalmol Vis Sci, **43** : 332-339, 2002.

17) Jones-Jordan LA, Sinnott LT, Cotter SA, et al : Time outdoors, visual activity, and myopia progression in Juvenile-onset myopes. Invest Ophthalmol Vis Sci, **53** : 7169-7175, 2012.

18) Wu PC, Tsai CL, Wu HL, et al : Outdoor activity during class recess reduces myopia onset and progression in school children. Ophthalmology, **120** : 1080-1085, 2013.

19) Li SM, Li H, Li SY, et al : Time outdoors and myo-pia progression over 2 years in Chinese children : The Any-ang Childhood Eye Study. Invest Opthalmol Vis Sci, **56** : 4734-4740, 2015.

20) Saxena R, Vashist P, Tandon R, et al : Incidence and progression of myopia and associated factors in urban school children in Delhi : The North India Myopia Study(NIM Study). PLoS ONE, **12** : e0189774, 2017.

21) Saoirse McCrann, James L, Lan Flitcroft : Smartphones and Myopia : Is there a possible link and why? The 17th International Myopia Conference, Tokyo, 2019.

新刊

超実践！

がん患者に必要な 口腔ケア

― 適切な口腔管理でQOLを上げる ―

編集 山﨑知子（宮城県立がんセンター頭頸部内科 診療科長）

2020年4月発行　B5判　120頁
定価（本体価格3,900円＋税）

超実践！
がん患者に必要な口腔ケア
― 適切な口腔管理でQOLを上げる ―
編集 山﨑知子
宮城県立がんセンター頭頸部内科 診療科長
実践で役立つ Web動画付き
全日本病院出版会

がん患者への口腔ケアについて、重要性から実際の手技、さらに患者からの質問への解決方法を、医師・歯科医師・歯科衛生士・薬剤師・管理栄養士の多職種にわたる執筆陣が豊富なカラー写真・イラスト、わかりやすいWeb動画とともに解説！
医科・歯科を熟知したダブルライセンスの編者が送る、実臨床ですぐに役立つ1冊です！

全日本病院出版会　〒113-0033 東京都文京区本郷 3-16-4　Tel:03-5689-5989
www.zenniti.com　　　　　　　　　　　　　　　　　　　Fax:03-5689-8030

MB OCULI. No. 88：11−20, 2020

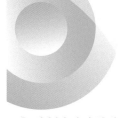

特集／スマホと眼 Pros & Cons

ドライアイとスマートフォン

田川義晃*

Key Words： スマホドライアイ(smartphone dry eye), スマートフォン(smartphone), BUT 短縮型ドライアイ (short tear film break-up time dry eye), 自発性瞬目(spontaneous blinking), 痛覚過敏(hyperalgesia)

Abstract：スマートフォン使用で生じるドライアイ，すなわちスマホドライアイは，スマートフォン使用後には強いドライアイ症状を呈するものの他覚的所見はそれほど強くない．スマホドライアイの原因として，瞬目回数の低下と不完全瞬目の増加が挙げられるが，病態機序は未だ不明である．瞬目回数低下の原因として，スマートフォン使用時には集中して情報処理を行うため自発性瞬目が抑制されることと，大角度のサッカード運動は瞬目を伴うが画面が小さいことでそれらが抑制されてしまうことが，不完全瞬目については，スマートフォンから発せられる光がそれを誘発する可能性も疑われる．これらの結果として，眼表面が持続的に乾燥し角膜痛覚過敏が生じている可能性が推察される．その結果，他覚所見に不釣り合いなドライアイ症状が形成されていくことが類推される．

はじめに

「外来で長時間待たされていたのでその間，スマートフォンをずっと見ていました．すごく眼が乾いているのでちょっと診てください」と仰るので，丁寧に眼表面を診察した．フルオレセイン染色も行ったが，涙液層破壊時間はそれほど短縮されてはいないし，メニスカスも十分，角結膜上皮障害も特に見当たらない．MGD や lid wiper epitheliopathy も目立たない．その方は普段ドライアイ症状を感じることはあまりないようなので，当然の結果と思った．しかし，振り返ってみると不思議なことで，本人は今まさに強い乾燥症状を訴えているのに，細隙灯顕微鏡所見からはその症状が見えないのである．

スマホ老眼という言葉はネット検索ですぐに

ヒットするが，スマホドライアイという言葉はヒットしない．スマートフォン使用は従来の video display terminal(VDT)作業と比較してデバイスとの距離が近いため近見反応に関与する内・外眼筋へ高い負荷をもたらすことが大きな特徴だからであろう．しかしながら，ドライアイについても従来の VDT 作業よりも深刻な影響があることが明らかとなり始めている．本稿では，ドライアイとスマートフォン(本稿ではスマホドライアイと呼称する)について解説するが，従来から研究が進んでいる VDT 作業とドライアイとの関連についても触れながら話を進めて行きたい．

スマートフォン使用時の眼症状

スマホドライアイについて考える前に，まずスマートフォン使用時にはどのような症状が出現するのだろうか？　急性内斜視あるいは近視化，不眠等の長期的な影響に由来するものを除外する

* Yoshiaki TAGAWA, 〒060-8638　札幌市北区北15条西7　北海道大学大学院医学研究院眼科学教室

表 1. スマートフォン使用(VDT 作業)に伴う4症状

内眼症状	眼疲労, 頭痛
外眼症状	乾燥感, 異物感
視覚症状	視力低下, 霧視
筋骨格系症状	頸・肩こり

と, Sheedy らは VDT 作業に伴う症状は, 内眼症状(眼疲労感, 頭痛), 外眼症状(乾燥, 異物感), 視覚症状(ぼやけてみえる, 霧視), 筋骨格系症状(首の疲れや肩こり)の4つに大別されると指摘している(表1)[1]. Koh らは, ドライアイにおける開瞼後の眼表面の高次収差の増加を[2], Kaido らはそれに伴う調節微動がドライアイの眼疲労症状を形成する可能性を指摘しており[3], これらの報告はドライアイが外眼症状のみでなく, 視覚症状, 内眼症状にも関与することを示している. 臨床的には適切な屈折矯正を行うだけで眼疲労感のみならず, 乾燥感等の外眼症状も改善することをしばしば経験することから, これら4症状には末梢から中枢のどのレベルかは不明だが, なんらかの相互作用があることが疑われる. このような背景から, スマートフォン使用に伴う眼症状はさまざまな多面的な要素を有すると考えられるが, 本稿ではそのなかでも外眼症状に焦点を絞って話を進めていく. 以下ではドライアイとの関連を論じるため, 外眼症状はドライアイ症状と記載する.

スマートフォンによるドライアイ

まだ数は多くはないが, 近年になりスマホドラ

イアイに対するスタディがいくつか出始めている. スマホドライアイの有病率に関する十分に正確な国内統計はないので参考値にはなるが, Uchino らが大阪スタディの結果として, オフィスワーカーの約65%がドライアイであったことを報告している[4].

韓国で行われた916人の学童(7〜12歳)を対象にしたスタディでは, そのうち6.6%にあたる60人がドライアイと診断されている(BUT 10秒以下または角結膜上皮障害があること, かつ OSDI 20点以上の場合をドライアイと診断)[5]. 多変量解析を行うと, スマートフォン使用時間(オッズ比13.07)と外遊びの時間(オッズ比0.33)のみがドライアイに対する有意なリスク因子として検出された. ドライアイと診断された60人のスマートフォンの平均使用時間は3.2時間であり(非ドライアイでは, 平均0.6時間), 対象年齢を考えると使用時間が長く, ドライアイの割合も高い. この研究全体は一時点での横断研究であるが, ドライアイと診断された60人に対しては, 30人が4週間スマートフォンの使用を中止し, 残りの30人はそのままのライフスタイルを貫いてもらうという二段階の前向き介入試験も行っている(表2). 驚いたことにスマートフォン使用を中止した群では全員が自覚症状, 他覚所見ともにドライアイの診断基準から外れて正常化していた. 一方で, スマートフォン使用を継続した30人のうち26人は

表 2. 小児スマホドライアイにおけるスマートフォン使用継続群および中止群の4週間後

	スマートフォン使用継続群 N＝30	スマートフォン使用中止群 N＝30	p 値
上皮障害(%) 介入前	100	93.3	0.50
上皮障害(%) 介入後	86.7	0	<0.001
涙液層破壊時間(BUT)(秒) 介入前	9.20±1.93	10.00±3.25	0.42
涙液層破壊時間(BUT)(秒) 介入後	9.47±1.88	11.33±2.29	<0.001
OSDI スコア 介入前	35.76±14.80	30.74±13.36	0.34
OSDI スコア 介入後	30.13±13.22	14.53±2.23	<0.001
ドライアイ割合(%) 介入前	100	100	
ドライアイ割合(%) 介入後	86.7	0	<0.001

スマートフォン使用中止群では, 上皮障害, 涙液層破壊時間の他覚所見および OSDI スコアによる自覚症状の両者が改善し, ドライアイと診断されるものがいなくなった.

(文献5より作成)

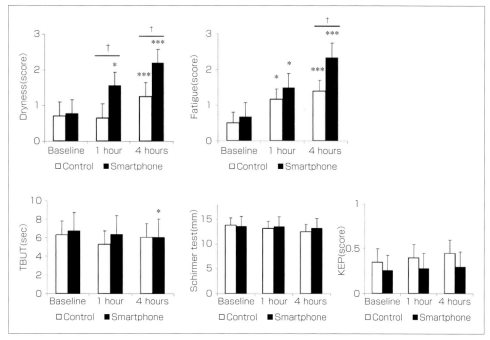

図 1. コンピュータディスプレイ(白)およびスマートフォン(黒)使用前,使用1時間後,使用4時間後の自覚症状および他覚所見

乾燥感と眼疲労感では使用1時間後,4時間後で使用前と比較して有意に症状の増悪がみられる.さらに,コンピュータディスプレイ(白)に比較してスマートフォン(黒)が有意に症状が強い.

一方,他覚所見については,涙液層破壊時間でスマートフォン使用4時間後に軽度ではあるが有意な低下がみられる.しかしながら,涙液量,角結膜上皮障害については使用前後で有意差は認められなかった.

(文献6より作成)

依然としてドライアイ診断基準を満たしていた.また,特記すべきこととしてドライアイと診断された群においてもOSDIの平均スコアは30点以上なのに対し,平均BUTは10秒程度であり他覚所見としては軽度であり,他覚所見に比して自覚症状が強い,いわゆるBUT短縮型ドライアイのような状態であったといえる.上記の結果から,学童期の小児においてさえもスマートフォンの4週間の長期使用がドライアイの他覚所見,自覚症状の両者を引き起こすことが確認された.

上記は主にスマートフォンの長期使用に対する疫学的な研究であったが,もう1つスマートフォン使用が眼表面に与える短期的影響を調査した前向き介入試験をとりあげたい.80人の健常者を対象にしたスタディで,50人はスマートフォンを,30人はコンピュータのディスプレイを使用してパズルゲームをするように指示される.1時間後と4時間後に眼表面の状態の診察,自覚症状聴取,涙液解析を行っている[6].スマートフォン使用群ではコンピュータディスプレイ群あるいは使用前と比較して1時間後,4時間後ともに有意に乾燥感や疲労感の自覚症状が増悪している(図1).しかしながら,他覚所見については涙液層破壊時間において4時間後のスマートフォン群でのみわずかな差で有意差がみられているだけであり,涙液量,角結膜上皮障害では有意差は認められなかった(図1).コンピュータディスプレイ群では,自覚症状では有意な増悪を示しているにもかかわらず他覚所見では有意な増悪がみられないことや,スマートフォン群でも他覚所見からは自覚症状を説明しうるほどの変化はみられていないという結果である.その矛盾を埋めるデータとして,涙液中の酸化ストレス(炎症)指標(HELおよびROS)が4時間後に有意に上昇している.特にROSにつ

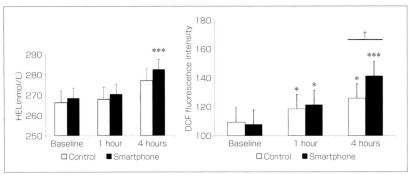

図2. コンピュータディスプレイ(白)およびスマートフォン(黒)使用前,
使用1時間後, 使用4時間後の酸化ストレスマーカー
ヘキサノイルリジン(HEL, 左グラフ)がスマートフォン使用4時間後に, 活性
酸素種(ROS, DCF fluorescence intensity として測定)がコンピュータディス
プレイおよびスマートフォン使用の1および4時間後において使用前と比較し
て有意に増悪していた.

(文献6より作成)

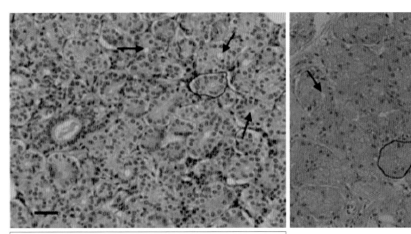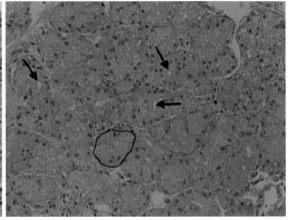

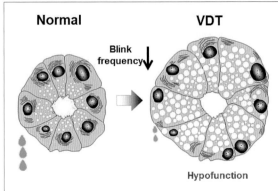

a	b
c	

図3.
健常者(a)とVDT作業者(b)における涙腺組織(H-E 染
色)と涙腺腺房細胞の模式図(c)
涙腺の導管を黒矢印で, 腺房を黒丸で囲んでいる. 健常
者と比較してVDT作業者では腺房細胞1つ1つが膨張
しており, 導管もやや閉塞気味である(a, b). 腺房細胞
に分泌顆粒が過剰に貯留している様子を表す模式図(c)

(文献8, 9より引用)

いては, コンピュータディスプレイ群と比較して
もスマートフォン使用4時間後では有意な上昇が
みられているが, この意義については後ほど触れ
ることにする(図2).

これら2つのスタディからは, スマホドライア
イは自覚症状は強い一方で, 他覚所見については

長期使用(4週間)と短期使用による違いはあるが
両者とも軽微な他覚所見にとどまっており, BUT
短縮型ドライアイに近い状態であることが示唆さ
れる.

本項で紹介した2つのスタディでは, 涙液量に
は有意な変化はなかったが, Nakamura らは,

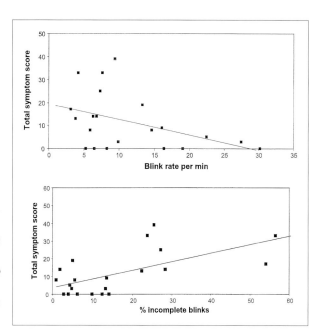

図 4.
1分間あたりの瞬目回数および不完全瞬目の割合と
自覚症状の相関
1分間あたりの瞬目回数と自覚症状の間には有意な
負の相関を認めた（r＝0.43，p＝0.05）．
不完全瞬目の割合と自覚症状の間には有意な正の
相関を認めた（r＝0.63，p＝0.002）．
（文献11より引用）

VDT作業が涙腺腺房細胞に分泌顆粒を過剰に貯留させ（図3），長時間のVDT作業が年単位で継続されると慢性的な涙液量減少を引き起こすことを報告している[7]~[9]．また，UchinoらはVDT作業が長いほど結膜杯細胞由来の分泌型ムチンMUC5ACが減少していることを報告しており[10]，涙液不安定性を引き起こす可能性を指摘している．まだスマートフォンの月あるいは年単位の長期使用がドライアイに及ぼす影響は明らかになっていないが，自覚症状のみならず慢性的な他覚所見の悪化が引き起こされる可能性も考えられる．

VDT作業およびスマートフォン使用と瞬目

スマートフォン使用に伴うドライアイ自覚症状の原因は一体何であろうか？　スマホドライアイの自覚症状の原因に対する報告はまだ少ないため，VDT作業に伴うドライアイ症状の原因を考えてみたい．21例の健常者を対象にコンピュータディスプレイで15分間文章を読んでもらい，その際の瞬目と自覚症状の相関を検討したスタディがある．結果は，瞬目回数と不完全瞬目（瞬目不全）の割合が自覚症状と相関していた（図4）[11]．なお，不完全瞬目とは瞬目時に上眼瞼縁が瞳孔下縁に達しない瞬目を指している．VDT作業に伴うドライアイ症状について調査した複数の先行研究からすでに，①瞬目回数の低下，②不完全瞬目の増加，

この2点が自覚症状と相関すると報告されている[11]~[15]．研究によって多少の違いはあるが，先述したようにVDT作業により涙液量やBUTにも影響はあると思われるが，通常のドライアイと同様にそれらのパラメータが自覚症状を直接反映しているわけではないようだ．

また，スマートフォンではないものの，タブレット端末と数種類のデバイスを比較して瞬目を検討した研究がある．同じ文章を，①タブレット端末，②コンピュータディスプレイ，③画面内容を3.3倍に拡大したコンピュータディスプレイ，④内容をコピーした紙，⑤内容をコピーした紙をコンピュータディスプレイに張り付けたもの，の5種類用意し，瞬目回数を安静時と比較している[13]．どのデバイスでもいずれも大きく瞬目回数が減少しており，タブレット端末，あるいは他のデバイスでは1/3程度（4~7回／分）まで瞬目回数が減少していたが（安静時は15.5回／分），画面内容を3.3倍に拡大したディスプレイでは11.5回／分で唯一あまり減少がみられなかった（図5）．また，不完全瞬目については，文章をコピーした紙では0~5％の割合であるのに対して，ディスプレイもしくはタブレット端末では9~14.5％と，デジタルデバイスで顕著に高くなるという結果だった．

スマートフォンと瞬目に関する研究はまだ少な

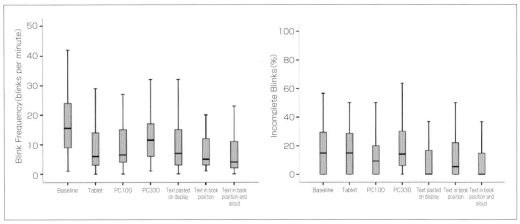

図 5. 1分あたりの瞬目回数(a)と不完全瞬目の割合(b)　　　　　a | b
安静時と比較して，3.3倍に拡大したディスプレイ以外では瞬目回数が大きく減少している.
デジタルデバイスでは文章をコピーした紙と比較して不完全瞬目の割合が高い.

（文献13より引用）

いながらも，VDT作業と同様に瞬目回数の低下と不完全瞬目の増加が報告され始めており[15)16)]，スマホドライアイ症状についても瞬目回数低下および不完全瞬目の増加が関与している可能性が強く疑われる.

VDT作業と瞬目回数の低下

なぜスマートフォン使用で瞬目回数が低下し，不完全瞬目が増加するのだろうか？　VDT作業については，Tsubotaらがディスプレイ画面が読書等に比べ上方に位置することで視線も上方に向き，開瞼幅が広がることを一因として指摘しているが[17)]，さまざまな位置で見ることが可能なスマートフォンではその限りではない.瞬目の異常について議論する前にそもそも瞬目をするタイミングはどのように制御されているのだろうか？

瞬目は反射性瞬目，随意性瞬目，自発性瞬目の3種類に分類される.自発性瞬目は近年まで原因のはっきりしない瞬目と思われてきたが，脳の高次機能を反映した結果であることがわかってきた.緊張や不安があると瞬目回数が増える等，心理状態や情動変化に自発性瞬目が大きく影響されることは以前から知られていた.自発性瞬目と脳機能の関係を研究しているNakanoらは，音声無しで映画「ミスター・ビーン」を被験者に鑑賞させ瞬目のタイミングを観察した[18)].その結果，動作の終了時や場面が切り替わるシーンなどの一致し

たタイミングで被験者が同期して瞬目することを明らかにした.この結果は脳が文脈中の情報のまとまりを認識する際に自発性瞬目を生じていると解釈されている.新生児は1分間に2〜3回程度と非常に瞬目回数が少なく，また一旦どこかを注視すると別の外的刺激があるまで自ら視線を変えることが難しい（強制注視）.臨床的には，輻輳痙攣や小脳変性症による強制注視（固視）が瞬目によって解除される症例が報告されている[19)].瞬目には今見ている対象から注意を解除する機能があり（図6），このことは脳が文脈のなかから情報のまとまりを創出することにつながると考えられる[20)].新生児の自発性瞬目が少ないことは五感から入力されるあらゆる情報をまだ分節化できていないことに対応していると考えられる.

つまり，自発性瞬目が抑制される状況とは注意が解除できない状況である.「瞬きを我慢してください」と単純に指示しても我慢するのは難しいが，白内障手術で前嚢切開を作成している最中の術者を観察すると全く瞬目していない眼科医をしばしばみかける.開瞼を維持しようと集中しても瞬目を抑制できないが，何かに注意を集中しているとき，すなわち注意が解除できない状態では自発性瞬目が抑制されているのである.したがって，スマートフォン使用時に限らず，VDT作業時あるいは紙媒体による読書時のいずれも対象に集中することで安静時と比較すると瞬目回数が大き

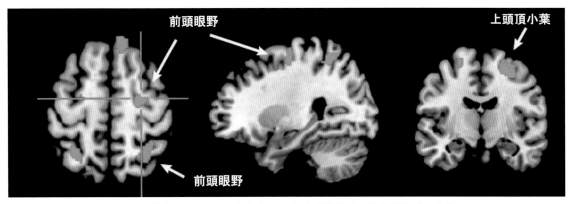

図 6. 機能的 MRI により捉えられた自発性瞬目に伴う脳活動の変化
自発性瞬目に伴って注意を向けることに関与する上頭頂小葉，前頭眼野の活動が抑制されている．
これらは自発性瞬目に伴って注意が解除されることに対応した脳活動と考えられる．

（文献 20 より作成）

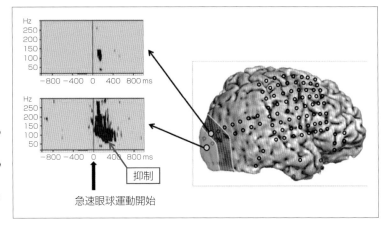

図 7.
後頭葉におけるサッカード運動時の
神経活動の変化
サッカード運動に伴って後頭葉での
神経活動が抑制されている．
（文献 22 より引用）

く減少していることがわかる（図 5）[13]．

　次に，スマートフォンは紙媒体やコンピュータディスプレイと比較しても瞬目回数が減少していた．この瞬目回数の減少は注意を要する情報処理タスクであることだけでは説明できない．内容を拡大したコンピュータディスプレイ，つまり画面が大きくなると瞬目回数の上昇がみられることから，その原因はディスプレイサイズの小ささにある可能性がある（図 5）[13]．では，拡大したコンピュータディスプレイでは何が生じるのであろうか？　画面が大きいと視線を大きく動かす必要があり，移動角度の大きなサッカード運動（急速眼球運動）が生じる．先行研究から，ヒトでは大角度のサッカード運動時に瞬目を伴うことが知られている（33°以上のサッカード運動で 97％の確率で瞬目が生じる）[21]．サッカード運動と瞬目はその一部に共通の神経基盤を有していると考えられて

いるが，両者とも共通して視覚抑制という現象を伴う．サッカード運動により視線を移すときに激しく動く景色が認識されることはない．これは，サッカード運動に伴って視覚野である後頭葉に抑制がかかり，サッカード運動中の視覚情報が認識されないためである（図 7）[22]．自発性瞬目時も同様に視覚抑制がかかるため，200 msec 程度の時間を要しているにもかかわらず暗闇を認識することはない[23]．この視覚情報の損失は，一瞬ではあるが野生動物が捕食者を発見し逃走するときには文字通り命取りになる．ヒトでも剣道や卓球の上級者では試合中の瞬目抑制が顕著であることが知られている．サッカード運動，自発性瞬目の両者が繰り返されることで視覚情報の損失は大きくなっていくため，視覚抑制がかかる両者を同時に行い視覚情報損失を減少させることには合目的性がある[24]．翻って考えると，スマートフォン使用時は

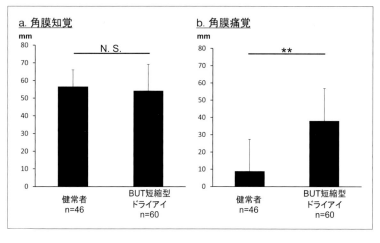

図 8.
BUT 短縮型ドライアイ患者の角膜知覚・角膜痛覚
健常者と比較して BUT 短縮型ドライアイでは，角膜知覚は保たれるが，角膜痛覚は亢進している.

（文献 25 より作成）

狭い領域に固視が集中し，大角度のサッカード運動を生じる機会がほとんどない．そのために，サッカード運動に伴う瞬目も抑制されてしまう．スマートフォンが他のデジタルデバイスと比較しても瞬目回数が減少する一因となると考えられる.

最後に，不完全瞬目が増える理由だが，結論から言うとまだ未解明である．しかしながら，ディスプレイは発光体であるため，そのことが不完全瞬目に関与することが強く疑われる．実際に，コンピュータディスプレイに全く同じ文章を紙で張り付けた場合と比較すると，瞬目回数には有意差はないが，ディスプレイのほうが不完全瞬目が多いと報告されている[12]．日常診療において，甲状腺眼症の患者は不完全瞬目が多いことを経験するが，これにはミュラー筋の筋緊張の上昇が関与している．VDT 作業で不完全瞬目が増えることについても，発光体，特にブルーライトを浴びることで覚醒度の上昇に伴い交感神経支配のミュラー筋の筋緊張が高まること等が関論されるが，これについては実証的なデータを見つけることはできなかった．今後，発症機序の一因として検討が望まれる.

瞬目の異常と自覚症状

VDT 作業によるドライアイ症状と瞬目回数の減少および不完全瞬目は有意に相関すると報告されている．では，なぜ瞬目の異常がドライアイ症状に結び付くのだろうか？

前述したように，スマホドライアイは，他覚的所見は軽微だが自覚症状が強い BUT 短縮型ドライアイに似ている．我々は以前に，健常者46例と比較して BUT 短縮型ドライアイ60例では，Cochet-Bonnet 角膜知覚計を用いた機械的刺激に対して角膜痛覚過敏（弱い痛み刺激でも強い痛みとして感じてしまうこと）が生じていることを報告している（図8）[25]．知覚計のナイロンフィラメントが触知したことを感じる角膜の知覚閾値（図8-a）については有意差はないが，それを痛いと感じるかどうかの痛覚閾値（図8-b）は，BUT 短縮型ドライアイ患者で鋭敏であった.

ここからはまだ推論の域を出ないが，スマホドライアイ（VDT 作業によるドライアイ）でも BUT 短縮型ドライアイと同様になんらかの知覚過敏を生じていると思われる．瞬目回数の低下と不完全瞬目の増加に伴って眼表面が継続的に露出されることにより角膜知覚神経に痛覚過敏が生じていると考えられる．先述したように，スマートフォン使用時には涙液中あるいは角膜上皮の酸化ストレスや炎症性サイトカインが上昇していることから[6][7]，眼表面の持続的な乾燥が涙液中の炎症を惹起し，知覚神経に作用して短期的に痛覚過敏を生じる一因になっているのかもしれない．ここでは詳細は割愛するが，炎症性サイトカインの存在は分単位で知覚神経の興奮性を上昇させるため，短時間のスマートフォン使用であっても眼表面の知覚神経が易刺激性を獲得するには十分である．スマホドライアイの病態として，開瞼維持による眼表面の過剰な乾燥が引き起こす痛覚過敏が仮説として考えられるように思う（図9）.

図 9.
スマホドライアイ発症のメカニズムに対する仮説
小さなスマートフォンの画面に集中することで, 情報処理に対する負荷, サッカード運動の抑制, ブルーライトへの曝露等から瞬目回数の低下, 不完全瞬目の増加等が生じ, 眼表面の過剰な露出が痛覚過敏を誘発することで最終的にドライアイ症状が発生することが推察される.

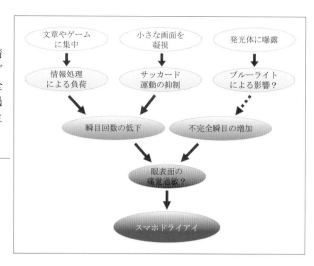

終わりに

冒頭の患者のように, スマートフォンを長時間使用した後には確かに強いドライアイ症状を生じる. しかしながら, 細隙灯顕微鏡では異常を検出できないことも珍しくない. スマホドライアイをはじめとしたデジタルデバイスによるドライアイについて, 筆者も以前は「集中して眼を開けすぎているだけ」という認識しかなかった. 実際に原因の大半はそこにあると思われるが, なぜ眼を開けすぎてしまうのか？ どのような機序でドライアイ症状を生じてくるのか？ を考えると, common disease でありながらもその実態は, 眼とそこからつながる神経系の関与する複雑な疾患であると気づかされる. 特に, 開瞼維持によって生じる眼表面の痛覚過敏モデルという視点からの研究はほとんど進展していないように思う. ありふれた疾患だが, その解明を通してドライアイ症状が一体どういった病態に基づいて発生してくるのか, 解決の糸口があると考えている.

文　献

1) Gowrisankaran S, Sheedy JE : Computer vision syndrome : A review. Work, **52**(2) : 303-314, 2015. doi : 10.3233/WOR-152162 [published Online First : Epub Date].

2) Koh S, Maeda N, Hirohara Y, et al : Serial measurements of higher-order aberrations after blinking in patients with dry eye. Invest Ophthalmol Vis Sci, **49**(1) : 133-138, 2008. doi : 10.1167/iovs.07-0762 [published Online First : Epub Date].

3) Kaido M, Kawashima M, Shigeno Y, et al : Relation of accommodative microfluctuation with dry eye symptoms in short tear break-up time dry eye. PLoS One, **12**(9) : e0184296, 2017. doi : 10.1371/journal.pone.0184296 [published Online First : Epub Date].

4) Uchino M, Yokoi N, Uchino Y, et al : Prevalence of dry eye disease and its risk factors in visual display terminal users : the Osaka study. Am J Ophthalmol, **156**(4) : 759-766, 2013. doi : 10.1016/j.ajo.2013.05.040 [published Online First : Epub Date].

5) Moon JH, Kim KW, Moon NJ : Smartphone use is a risk factor for pediatric dry eye disease according to region and age : a case control study. BMC Ophthalmology, **16**(1) : 188, 2016. doi : 10.1186/s12886-016-0364-4 [published Online First : Epub Date].
Summary 小児におけるスマホドライアイに関する検討.

6) Choi JH, Li Y, Kim SH, et al : The influences of smartphone use on the status of the tear film and ocular surface. PLoS One, **13**(10) : e0206541, 2018. doi : 10.1371/journal.pone.0206541 [published Online First : Epub Date].
Summary スマートフォン使用に伴うドライアイ症状と涙液中酸化ストレスの検討.

7) Nakamura S, Kinoshita S, Yokoi N, et al : Lacrimal hypofunction as a new mechanism of dry eye in visual display terminal users. PLoS One, **5**(6) : e11119, 2010. doi : 10.1371/journal.pone.0011119 [published Online First : Epub Date].

8) Kamoi M, Ogawa Y, Nakamura S, et al : Accumulation of secretory vesicles in the lacrimal gland epithelia is related to non-Sjögren's type dry eye in visual display terminal users. PLoS One, **7**(9) : e43688, 2012. doi : 10.1371/journal.pone.0043688 [published Online First : Epub

Date].

9) Nakamura S：Approach to Dry Eye in Video Display Terminal Workers(Basic Science). Invest Ophthalmol Vis Sci, **59**(14)：DES130-DES137, 2018. doi：10.1167/iovs.17-23762［published Online First：Epub Date].

10) Uchino Y, Uchino M, Yokoi N, et al：Alteration of tear mucin 5AC in office workers using visual display terminals：The Osaka Study. JAMA Ophthalmology, **132**(8)：985-992, 2014. doi：10.1001/jamaophthalmol.2014.1008［published Online First：Epub Date].

11) Portello JK, Rosenfield M, Chu CA：Blink rate, incomplete blinks and computer vision syndrome. Optom Vis Sci, **90**(5)：482-487, 2013. doi：10.1097/OPX.0b013e31828f09a7［published Online First：Epub Date].
Summary VDT作業による瞬目の変化と自覚症状に関する検討.

12) Chu CA, Rosenfield M, Portello JK：Blink patterns：reading from a computer screen versus hard copy. Optom Vis Sci, **91**(3)：297-302, 2014. doi：10.1097/OPX.0000000000000157［published Online First：Epub Date].

13) Argiles M, Cardona G, Perez-Cabre E, et al：Blink Rate and Incomplete Blinks in Six Different Controlled Hard-Copy and Electronic Reading Conditions. Invest Ophthalmol Vis Sci, **56**(11)：6679-6685, 2015. doi：10.1167/iovs.15-16967［published Online First：Epub Date].

14) Tsubota K, Nakamori K：Dry eyes and video display terminals. N Engl J Med, **328**(8)：584, 1993. doi：10.1056/NEJM199302253280817［published Online First：Epub Date].

15) Jaiswal S, Asper L, Long J, et al：Ocular and visual discomfort associated with smartphones, tablets and computers：what we do and do not know. Clin Exp Optom, **102**(5)：463-477, 2019. doi：10.1111/cxo.12851［published Online First：Epub Date].

16) Golebiowski B, Long J, Harrison K, et al：Smartphone Use and Effects on Tear Film, Blinking and Binocular Vision. Curr Eye Res, **45**(4)：428-434, 2020. doi：10.1080/02713683.2019.1663542［published Online First：Epub Date].

17) Tsubota K, Nakamori K：Effects of ocular surface area and blink rate on tear dynamics. Arch Ophthalmol, **113**(2)：155-158, 1995. doi：10.1001/archopht.1995.01100020037025［published Online First：Epub Date].

18) Nakano T, Yamamoto Y, Kitajo K, et al：Synchronization of spontaneous eyeblinks while viewing video stories. Proc Biol Sci, **276**(1673)：3635-3644, 2009. doi：10.1098/rspb.2009.0828［published Online First：Epub Date].

19) Weber KP, Thurtell MJ, Halmagyi GM：Teaching NeuroImage：Convergence spasm associated with midbrain compression by cerebral aneurysm. Neurology, **70**(15)：e49-50, 2008. doi：10.1212/01.wnl.0000308952.85042.bf［published Online First：Epub Date].

20) Nakano T, Kato M, Morito Y, et al：Blink-related momentary activation of the default mode network while viewing videos. Proc Natl Acad Sci USA, **110**(2)：702-706, 2013. doi：10.1073/pnas.1214804110［published Online First：Epub Date].
Summary 自発性瞬目と脳機能の関係をfunctionalMRIを用いて検討した画期的な研究.

21) Evinger C, Manning KA, Pellegrini JJ, et al：Not looking while leaping：the linkage of blinking and saccadic gaze shifts. Exp Brain Res, **100**(2)：337-344, 1994. doi：10.1007/bf00227203［published Online First：Epub Date].

22) Uematsu M, Matsuzaki N, Brown EC, et al：Human occipital cortices differentially exert saccadic suppression：Intracranial recording in children. NeuroImage, **83**：224-236, 2013. doi：10.1016/j.neuroimage.2013.06.046［published Online First：Epub Date].

23) Volkmann FC, Riggs LA, Moore RK：Eyeblinks and visual suppression. Science, **207**(4433)：900-902, 1980. doi：10.1126/science.7355270［published Online First：Epub Date].

24) Yorzinski JL：Eye blinking in an avian species is associated with gaze shifts. Sci Rep, **6**：32471, 2016. doi：10.1038/srep32471［published Online First：Epub Date].

25) Tagawa Y, Noda K, Ohguchi T, et al：Corneal hyperalgesia in patients with short tear film break-up time dry eye. Ocul Surf, **17**(1)：55-59, 2019. doi：10.1016/j.jtos.2018.08.004［published Online First：Epub Date].
Summary BUT短縮型ドライアイ患者に角膜痛覚過敏が生じていることを示した研究.

特集／スマホと眼 Pros & Cons

斜視とスマートフォン

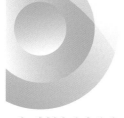

吉田朋世*¹　　仁科幸子*²

Key Words :　斜視(strabismus)，両眼視機能(binocular function)，急性後天性共同性内斜視(acute acquired comitant esotropia)，スマートフォン(smartphone)

Abstract : スマートフォンは身近なデバイスとして広く普及しているが，一方で長時間の使用により斜視を発症する可能性があると報告されている．発症した症例は，スマートフォンの使用制限により斜視角が減少しており，長時間の近距離視により調節―輻湊間の制御が崩れることが原因と考えられている．特に小児では過剰な輻湊反応が誘発され眼位の内斜化を起こし，元々不安定だった両眼視の維持が困難になり，内斜視を発症しやすいと思われる．我々の調査でも，1日の平均使用時間や最大使用時間が長く，使用距離 30 cm 以下，臥位で使用等の条件下で斜視症状の悪化を自覚した症例が多く，これらの因子に十分注意する必要がある．しかしスマートフォンと斜視の直接的な因果関係に関してはまだ確証がない．現在，日本弱視斜視学会を中心に急性内斜視とデジタルデバイスに関する全国調査が行われており，病態の究明につながると期待される．

はじめに

　スマートフォンは，この20年ほどで爆発的に普及し，いまや1人1台所持する時代となった．情報の検索や他人とのコミュニケーション等が非常に容易になり，娯楽にも簡便に使うことができるとくれば，大人のみならず子どもにとっても魅力的な道具である．しかし，最近スマートフォンの使いすぎによって斜視になったという報告が増えてきている．本稿では，これまでの報告および筆者らの経験例を提示し，その実態について解説する．

スマートフォンと斜視

　スマートフォンの過剰使用による斜視を指摘した最初の報告は，2016年にLeeらによる急性内斜視12例である[1]．患者は全員が7〜16歳の学童で，少なくとも4か月以上，1日に4時間以上スマートフォンを使用しており，全例神経や筋肉の麻痺のない共同性内斜視であった．また，全例が近視であったが，眼鏡は適矯正で視力良好であった．そのほか，心身のストレスや器質疾患もなく，monofixation syndrome や調節痙攣，調節性内斜視も除外され，これまでの急性内斜視の分類に当てはまらないタイプであった．一方で，スマートフォンの使用制限を指示したのみで明らかに斜視角が減少したことから，直接的な証明はできないもののスマートフォンの使用と急性内斜視の発症に何らかの関連があるのではないかとの見解が示された．

　以降，我々の報告[2]をはじめ，スマートフォンに関連する斜視の報告がいくつかみられるようになった．Mehta らは，過剰なスマートフォン使用によって急性内斜視をきたした16歳の1例を報告

*¹ Tomoyo YOSHIDA，〒157-8535　東京都世田谷区大蔵 2-10-1　国立成育医療研究センター眼科
*² Sachiko NISHINA，同，医長

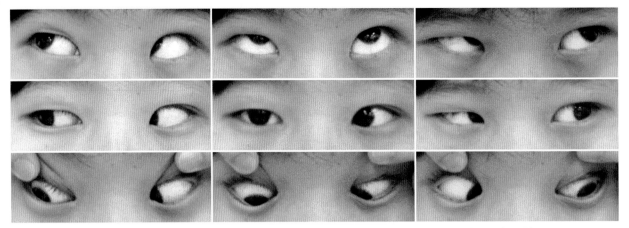

図 1. 症例 1. ICT 機器の過剰使用を契機とした急性内斜視(10 歳,男児:術前 9 方向眼位)

（文献 2 より引用）

した[3]. この症例は,近視でコンタクトレンズを装用していたが,コンタクトレンズを紛失し,その後 1 か月間非矯正のまま 1 日 8 時間以上スマートフォンを使用した後に急性内斜視を発症した. その後,近視の矯正とスマートフォンの使用制限によって症状が改善した. この病態は,近視の非矯正による急性内斜視あるいはスマートフォンの過剰使用が誘因となって発症した急性内斜視であると考えられる.

また,Kaur らはスマートフォンを過剰使用した後に調節痙攣を起こした 3 例について報告した[4]. この報告では,1 週間～1 か月の間,1 日 4 時間以上スマートフォンを使用した結果,調節痙攣および複視をきたし,うち 2 例には内斜視も認めた. これらの症例のうち,2 例はスマートフォンの使用制限およびシクロペントラート点眼により症状が改善し,残りの 1 例はスマートフォンの使用制限のみで症状が改善した.

自験例

筆者らも 2014 年以降,スマートフォン等の information and communication technology device(ICT 機器)の過剰使用が原因と思われる小児の斜視症例をしばしば経験するようになった[2)5]. 以下に代表症例を示す.

症例 1:10 歳,男児. 9 歳時に携帯ゲーム機を購入,10 歳頃より種々の ICT 機器に熱中するようになった. スマートフォン・携帯ゲーム機・タ

ブレットを毎日 3 時間使用するようになって 4 か月後に内斜視が出現,複視を自覚したため当院を紹介受診となった. 初診時,視力は右眼 1.5(n. c.),左眼 1.0 p(1.5×cyl+0.50D Ax105°)であり,遠見 35PD,近見 40PD の内斜視を認めた(図 1). 両眼視機能は titmus stereo test(TST)で立体視検出できず,大型弱視鏡で融像を検出したが,Bagolini 線条ガラス試験では融像が抑制されていた. 眼球運動制限はなく,頭部 CT・神経学的検査で異常所見を認めなかった.

他に原因がなく,スマートフォンを過剰使用し始めた後に眼位および両眼視機能の悪化を認めたことから,ICT 機器関連内斜視を考え,ICT 機器の使用を制限するよう指示した. しかし,眼位の改善を認めなかったため,7 か月後に斜視手術(左眼内直筋後転 5 mm+外直筋短縮 4 mm)を施行. 術後,眼位は正位(図 2)となり,両眼視機能は TST で 50 秒に回復し,10 か月後の最終診察時まで維持できている.

症例 2:12 歳,女児. 生後 4 か月より時々内斜視があり,4 歳時に治療目的に当院を紹介受診された. アトロピン点眼によって検出した遠視の完全屈折矯正眼鏡によって治療を行い,5 歳時には眼位は内斜位 8PD に安定,10 歳時には内斜位 4PD,TST にて立体視 50 秒を獲得し,11 歳まで維持できていた. しかし,11 歳頃よりスマートフォンを過剰使用し始め,内斜視の増悪を認めたため当院へ再受診となった. 再受診時,スマート

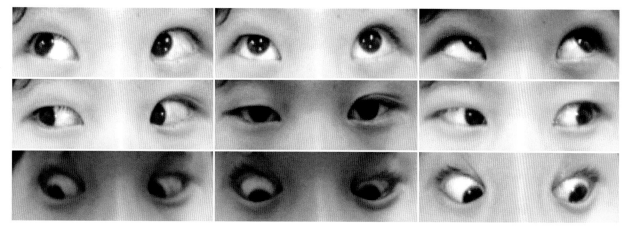

図 2. 症例 1. 術後 9 方向眼位
（文献 2 より引用）

フォンを毎日 3 時間程度使用していた．視力は右眼 0.1（0.4 p× − 0.50D（gl））（1.5× − 3.00D），左眼 0.15（0.7 p× − 1.50D（gl））（1.5 p× − 2.75D）であり眼鏡はやや低矯正であった．眼位は遠見 20PD，近見 18PD の内斜視であり，TST にて立体視を検出できず，大型弱視鏡でも融像を検出できなかった．眼球運動に制限はなく，神経学的検査でも異常所見を認めなかった．

スマートフォンを過剰使用し始めた後に眼位および両眼視機能の悪化を認めたことから，スマートフォン関連内斜視と考え，使用を制限するように指示した．また，シクロペントラートによる調節麻痺下精密屈折検査を行い，近視の適矯正眼鏡を処方して常用を指示した．7 か月後の診察時，眼位は遠見・近見ともに内斜位 8PD となり，TSTで立体視 200 秒まで回復した．この症例は，もともと内斜視の既往があったが，良好な眼位・両眼視機能を一旦獲得し維持できていたにもかかわらず，スマートフォンの過剰使用がきっかけで再発してしまったという経過であった．

症例 1，2 をあわせて 2014〜16 年の 2 年間に 7例，ICT 機器の過剰使用に関連する小児例を経験したため，既報[2]に特徴をまとめている．7 例中 2例が斜視の初発であったが，5 例は斜視の既往が元々あり，いずれも良好な眼位と立体視を維持していたにもかかわらず，スマートフォン等の ICT機器の過剰使用と同時期に眼位・両眼視機能の悪化をきたした．ICT 機器の使用制限のみで眼位が

改善したのは 1 例のみであり，小児の多くの症例は手術やプリズム治療といった介入を要した．

症例 3：11 歳，女児．未熟児網膜症の既往があり，当院外来で経過観察中であった．11 歳になってから，タブレットを使用した後に一時的に内斜視，複視が出現し，両眼視機能の低下を認めたが，使用制限をすると治癒するといった経過を繰り返した（図 3）．眼位が正位のときは，立体視 50 秒と良好であった．しかしながら，最終的に使用制限をしても斜視が不可逆的となったため，手術治療を行い，良好な眼位および両眼視機能を得た（図 4）．

経過観察中，使用制限により眼位・立体視機能が一時的に改善したことから，タブレットの使用が内斜視の発症に強く関与すると考えられた．一方で，不可逆的な変化となり手術治療を要したことから，両眼視機能の感受性期間を過ぎても ICT機器の過剰使用により不可逆的な影響を与えてしまう可能性があると考えられた．

本症例は急性内斜視の初発であるが，2017 年以降も一旦眼位が安定した後に ICT 機器の過剰使用によって斜視が再発した 10〜30 代の患者を複数経験するようになり，その影響が懸念される．

スマートフォンにより起こる斜視の発症機序

前述のように，スマートフォン等 ICT 機器の過剰使用と斜視の関係性を示唆する症例の報告が散見されるようになったが，その発症機序については，未だ議論が尽きない．また，多くの中・高校

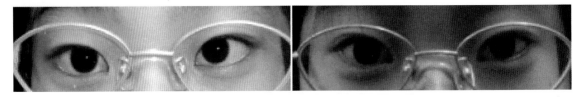

図 3. 症例 3. タブレット使用を契機とした急性内斜視（11 歳，女児）　　a｜b
a：タブレット使用後の眼位．内斜視 35 プリズム，立体視（－），融像（＋）
b：タブレット使用制限後の眼位．正位，立体視 50 秒

（文献 5 より引用）

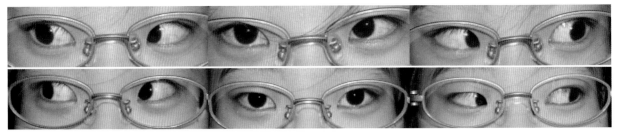

図 4. 症例 3. 手術経過　　$\frac{a}{b}$
a：術前眼位．内斜視 35 プリズム，立体視（－），融像（＋）
b：術後眼位．正位，立体視 50 秒

（文献 5 より引用）

生がスマートフォンを過剰使用している昨今，不可逆的な急性内斜視に陥る危険因子にどういったものがあるか検討することが急務である．

急性内斜視が起こりやすい理由として，Lee らは，元々融像幅が狭いもしくは潜伏した内斜視がある若年者が，スマートフォンを近距離で過剰使用することによって調節と輻湊に異常をきたし，融像性の開散が崩れて内直筋が優位となり，顕性の内斜視をきたすのではないかと論じている．我々の報告した症例においても，7 例中 5 例に斜視の既往があり，元々健常児に比して融像が崩れやすい素因があったと考えられる．少なくとも，斜視既往例においては，良好な眼位を得て一旦は精密立体視を獲得した例であっても，スマートフォン等の小型機器使用の影響を受けやすく，長期の過剰使用により斜視の再発，複視，両眼視機能の低下を起こすリスクが高いと考えられる．

太田らは，携帯ゲーム機を長時間使用した場合の近見反応への影響を検討し，有意差を認めなかったものの，7 例中 3 例で近見眼位の内斜化を認めたと報告している[6]．また野原らは視距離に注目し，携帯電話およびスマートフォンでのメール作成時の平均視距離は，書籍読書時に比べ有意

に近いと報告した[7]．近見反応は，調節量と輻湊量にクロスリンクがあり，お互いに negative-feedback を起こすことで制御されている[8]．小型電子機器の使用は近距離で長時間にわたるため，調節―輻湊間の制御が崩れる可能性が高い．特に小児では過剰な輻湊反応が誘発され眼位の内斜化を起こし，元々不安定だった両眼視の維持が困難になり，内斜視を発症すると考えられる．

一方，我々は携帯ゲーム機の過剰使用による外斜視の増悪と複視の出現も経験した[2][9]．Hirota らは，間欠性外斜視の症例の視線解析を行い，一般書籍の読書時と比べスマートフォン読書時は眼位ずれが起こりやすく，視距離が 20 cm と近くなるほど単眼視になりやすいことを報告している[10]．自験例は術後眼位が正位に安定し正常両眼視を維持していた症例であるが，携帯ゲーム機の過剰使用によって近距離における眼位ずれを起こし続けた結果，日常でも融像を維持しにくくなり，眼位の悪化と複視を生じたと考えられた．

その他に，スマートフォンによる視機能障害として，Alim-Marvasti らは，暗闇のなかでベッドに寝転がりながら数分間スマートフォンの画面を見た後に，一過性の片眼視力低下を繰り返した 2

症例を報告している[11]．この機序として，臥位でスマートフォンを見ているときに単眼視になっており，片眼はスマートフォンの光を受けて明順応，もう片眼は枕に隠れて暗順応の状態にあり，体位を変えて両眼視に戻した時に，明順応した片眼に一時的な視力低下をきたしたのではないかと仮説を立てている．自験例のなかに一時的な視力低下を生じた例はなかったが，夜間に同様の態勢でスマートフォンを使用すると，たとえ短時間でも本機序によって両眼視が困難となり，眼位異常が顕性化しやすくなる可能性があると思われる．

斜視発症に関与する因子について

我々は当院における斜視患者に対しアンケート調査を行い，ICT 機器の使用と斜視症状の発症・悪化に，どんな因子が関与する可能性があるのかを検討した[9]．対象は斜視・複視・眼精疲労等の症状の悪化があった74例（男児34例，女児40例，年齢2～18歳）とし，最近悪化した症状，生活での変化，最近増えた近業（ICT 機器の使用，勉強，習い事等），ICT 機器の使用状況（使用機器の種類，使用開始年齢，最も長時間使用した年齢，1日の平均使用時間，1週間の平均使用頻度，夜間の平均使用時間，1日の最大使用時間，使用時の体勢・距離，ICT 機器の所持者・管理，ICT 機器使用による症状の有無）に関するアンケートを行い，ICT 機器使用と斜視症状の関連について検討を行った．アンケートは，本人に聴取し保護者に記入をお願いした．

アンケート結果によると，使用していた ICT 機器はスマートフォンが最多で，次点がタブレットや携帯ゲーム機であった．また，年齢別に3群（6歳未満，6～12歳，13歳以上）に分けて検討を行った結果，12歳以下の低年齢群はいずれも1日平均使用時間が少なかったにもかかわらず，ICT 機器を使用した後に斜視を発症もしくは斜視が悪化したと自覚した症例が多かった．低年齢群のほうが，保護者が患児をよく観察していたため自覚した症例が多かったのかもしれないが，実際に低年

齢のほうがより強く ICT 機器使用の影響を受けやすいのではないかと考えられた．

一方で，ICT 機器を使用後に斜視を発症もしくは斜視が悪化したと自覚した症例と，そうでない症例について群を分けて比較検討を行ったところ，斜視発症・悪化群は全員が最近増えた近業にICT 機器の使用を挙げ，1日の最大使用時間も多く，ICT 機器の管理もできていないと答えるものが多かった．ICT 機器の頻回使用は斜視症状の悪化に影響するのではないかと思われた．しかし，前述の通り，ICT 機器を使用後に斜視が悪化した症例には低年齢が多く，1日平均使用時間は短かったため，統計学的に検討すると，使用時間と斜視症状悪化を有意に関連付けることはできなかった．また，使用機器の種類に有意差がなかったため，スマートフォンに限らず小型の電子機器の過剰使用は危険因子となりうると思われた．ICT 機器の使用距離や体勢では，30 cm 以下で使用する症例，臥位でのみ使用する症例が斜視症状の悪化を自覚することが多かった．

まとめると，斜視症状が悪化した群には，1日の平均使用時間，1日の最大使用時間，使用距離30 cm 以下，臥位のみでの使用，ICT 機器の管理ができていなかった症例が多かった．したがって，ICT 機器使用時には，これらの因子について十分注意が必要と思われる．

ゲーム依存との関連について

スマートフォンに限った話ではないが，Rechichi らは，video game vision syndrome を新たな疾患概念として取り上げ，3～10歳の健康な小児320 名において，ビデオゲームおよび他のデジタルデバイス（DD）の使用による複視の出現や立体視の低下，眼位変化を検討している[12]．ビデオゲームを1日30分以上毎日遊ぶグループ（ビデオゲーム群）と1日30分以下で毎日は遊ばないグループ（コンロトール群）に分け，さらに他のデジタルデバイス（テレビ，コンピュータ，タブレット，スマートフォン）を1日3時間以上使用するグ

ループ（DD 高使用群）と 3 時間以下のグループ（DD 低使用群）に分類し，眼位・両眼視機能検査と眼症状（眼精疲労，頭痛，複視等）のアンケートの結果を比較した．その結果，ビデオゲーム群では，DD 高・低使用群ともに有意に眼症状の出現が多く，立体視が不良であった．また全症例の 18.2％に斜位を認め，そのうち 47.4％が内斜位，52.6％が外斜位であったが，ビデオゲーム群では有意に斜位が多かったと報告した．一方で，DD 高使用群と低使用群の間には有意差が出なかった．このことから，高速で反応する必要のあるビデオゲームでは，両眼視した状態よりも単眼視の状態のほうが脳が早く反応するため，優位眼で単眼視を続けた結果，両眼視機能を悪化や眼症状を生じたと推測しており，ビデオゲーム群は眼位変化，一時的な複視，立体視の低下をきたしやすいと述べ注意を促している．

昨今は若年者がインターネットゲームに過度に依存する問題が頻発し[13]，ゲーム障害（gaming disorder）という疾患概念が，世界保健機関（WHO）によって国際疾患分類第 11 版（ICD-11）に加えられ，新たな依存症として広く認識されるようになった．幼少時からゲームを開始することが，その後のデジタルデバイス依存のリスクを高めることも示唆されており[14]，今後，デジタルデバイスの用途（ゲームや読書等）についても詳しく調査し，視機能への影響を検討する必要がある．

おわりに

スマートフォンの過剰使用による眼位・両眼視への影響を指摘する報告は比較的新しく，その直接的な因果関係は解明されていない．現在，日本弱視斜視学会を中心に，デジタルデバイスの使用と急性内斜視の関連について全国調査が進められている．事前に行った会員医師への意識調査において，急性内斜視の発症とデジタルデバイスの使用に関連があると考える医師は全体の 77.2％に及んでいる．このうち，30.3％が，使用を制限することによる症状改善を経験したと答えており，

多くの眼科医が，その影響を危惧していることが判明した[15]．現在進行中の多施設前向き調査が，本疾患の病態の究明につながると期待される．

デジタルデバイスの潮流に晒されている若年者に対し，良好な両眼視機能を損なわないように啓発することは眼科医の責務である．特に両眼視の発達段階で未熟な小児に対する影響は不可逆的となりやすいため，十分な注意が必要である．

文 献

1) Lee HS, Park SW, Heo H : Acute acquired comitant esotropia related to excessive Smartphone use. BMC Ophthalmol, **16** : 37, 2016.
   Summary 一番最初に報告されたスマホ過剰使用による急性内斜視症例をまとめた論文.
2) 吉田朋世，仁科幸子，東 範行ほか：Information and communication technology 機器の使用が契機と思われた小児斜視症例．眼臨紀要，**11** : 61-66，2018.
   Summary 筆者らがまとめた ICT 機器過剰使用による斜視の悪化，複視の出現を認めた 7 症例の論文.
3) Mehta A, Greensher JE, Dahl GJ, et al : Acute Onset Esotropia From Excessive Smartphone Use in a Teenager. J Pediatr Ophthalmol Strabismus, **55** : e42-e44, 2018.
   Summary 1 例報告ではあるが，文献 1 と同様にスマホ過剰使用による急性内斜視をきたした症例について述べている.
4) Kaur S, Sukhija J, Khanna R, et al : Diplopia after Excessive Smart Phone Usage. Neuroophthalmology, **43** : 323-326, 2019.
5) 吉田朋世，仁科幸子：急性後天性共同性内斜視．あたらしい眼科，**36** : 995-1001，2019.
6) 太田 陸，原 直人，古川珠紀ほか：ゲーム機器が近見反応に与える影響の検討．眼臨紀要，**10** : 28-31，2017.
7) 野原尚美，松井康樹，説田雅典ほか：携帯電話・スマートフォン使用時および書籍読書時における視距離の比較検討．あたらしい眼科，**32** : 163-166，2015.
8) Miles FA, Judge SJ, Optican LM : Optically induced changes in the couplings between vergence and accommodation. J Neurosci, **7** : 2576-

2589, 1987.

9) 吉田朋世, 仁科幸子, 東 範行ほか：Information and communication technology 機器と斜視に関するアンケート調査. 眼臨紀要, 2020.（印刷中）

10) Hirota M, Kanda H, Fujikado T, et al：Binocular coordination and reading performance during smartphone reading in intermittent exotropia. Clin Ophthalmol, **12**：2069-2078, 2018.

11) Alim-Marvasti A, Bi W, Mahroo OA, et al：Transient Smartphone"Blindness". N Engl J Med, **374**：2502-2504, 2016.

12) Rechichi C, De Mojà G, Aragona P：Video Game Vision Syndrome：A New Clinical Picture in Children? J Pediatr Ophthalmol Strabismus,

54：346-355, 2017.

13) Gentile DA, Bailey K, Bavelier D, et al：Internet Gaming Disorder in Children and Adolescents. Pediatrics, **140**：S81-S85, 2017.

14) 馬場伸一. 子どもとメディアのよい関係づくりのために：福岡市「小・中学生のメディアに関する意識と生活」アンケート調査報告(特集 子どもとメディア：インターネット, ソーシャルメディア対策を中心に). 保健師ジャーナル, **70**：659-666, 2014.

15) 飯森宏仁, 佐藤美保, 鈴木寛子ほか：(亜)急性後天共同性内斜視に関する全国調査—デジタルデバイスとの関連について—. 眼臨紀要, 2020.（印刷中）

MB OCULI. No. 88 : 28−34, 2020

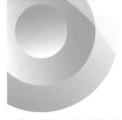

特集／スマホと眼 Pros & Cons

スマートフォンによる調節障害

梶田雅義*

OCULISTA

Key Words : 調節(accommodation), 調節緊張症(excessive accommodation), 調節痙攣(spasm of accommodation), 調節衰弱(weakness of accommodation), テクノストレス眼症(computer vision syndrome), スマホ老眼(smartphone presbyopia)

Abstract : 年齢に相応しくないほど調節力が低下して眼精疲労を訴える若年者が急増している. 巷ではスマホ老眼と呼んでいる. 若年者の調節機能の異常には2つの状態が観察される. 1つは遠くが良く見える眼で近い距離を見続けるために起こる調節痙攣で, 本来は見えるはずの矯正では遠くが良く見えず, 遠くが見えるように矯正すると手元が見えない状態である. もう1つは中等度の近視で, 裸眼で近い距離を長時間見続けることにより, 調節する習慣がなくなってしまい, 遠くが見える矯正度数の眼鏡を装用すると, 手元にピントが合わせられない状態である.

いずれも, 適切な眼鏡を常用して, 適切な距離でスマホを正しく操作することで, 回復するが, 稀に単焦点レンズでは矯正が困難で, 遠近両用レンズによる矯正が必要になる症例も存在する. スマホの近い距離での長時間使用に警鐘が必要であると同時に, 調節機能に配慮した矯正用具の提供が必要である.

はじめに

スマートフォン(以下, スマホ)等の携帯情報端末の普及はめざましく, これらに触れないで生活することはほとんど不可能な時代になっている. 眼を酷使することが原因で起こる全身の不調を眼精疲労という. 1980年代にパソコンが普及し始めたときに, 中高齢者の眼精疲労が増加し, VDT(visual display terminal)症候群, あるいはテクノストレス眼症(IT眼症)と呼ばれた. 2010年代になってスマホが普及し, 眼精疲労を訴える症例は若年層に及び, 急激に増加してきた. 若年者が訴える自覚症状は45歳前後に発症する老視の症状に酷似しており, 巷では「スマホ老眼」と呼んでいる.

* Masayoshi KAJITA, 〒108-0023 東京都港区芝浦
3-6-3 梶田眼科, 院長

調節機能

私たちの眼のピント合わせの機構は自律神経に支配されている. 自律神経は交感神経と副交感神経が拮抗し, 全身を健全に保っている. 私たちがどこを見るともなくボーッと見ているときにピントが合っている距離は「調節安静位」にあると言われており, 快適に矯正されている眼では, およそ1mの距離に位置している(図1). 調節安静位よりも近くにピントを合わせるときには副交感神経が働き「正の調節」と呼ばれ, それよりも遠くにピントを合わせるときには交感神経が働き「負の調節」と呼ばれている[1]. 通常はこれらを合わせて「調節」と呼んでいる.

調節機能の測定

歴史的には調節の測定はどれだけ近くにピント

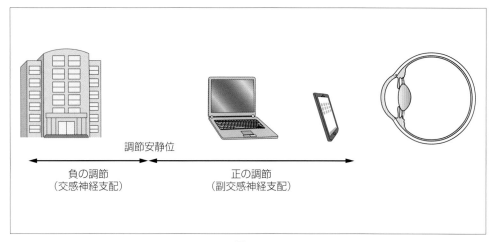

図 1.
調節安静位は正視眼では 1 m くらいの距離にあるといわれている．それよりも
遠方へのピント合わせは交感神経支配で「負の調節」と呼ばれ，近方への調節は
副交感神経支配で「正の調節」と呼ばれる．

が合わせられるかの計測であった．調節力が大きい眼は優れた眼であると評価されており，調節するために要する毛様体筋の負担は全く考慮されていなかった．毛様体筋の疲労が眼精疲労の原因になっていることが明らかになってくると，調節力の大小だけでは調節機能が正常に機能しているか否かを評価できないことがわかってきた．

1．調節微動

私たちの眼は，ある一定の距離を見ているときにも，屈折値は静止しておらず，絶えず揺れ動いている．この揺れは調節微動と呼ばれている．調節微動の周波数成分解析を行うと，0.6 Hz 未満のゆっくりとした揺れと，1.0〜2.3 Hz の比較的短い波長の揺れが観察される[2]．前者は低周波数成分と呼ばれ，ピントを合わせる調節そのもの動きから生じており，後者は高周波数成分（HFC：high frequency component）と呼ばれ，毛様体筋の固有の振動から生じていると考えられている．そして，HFC はピント合わせのために毛様体筋の負荷が大きくなると増加することがわかってきた．

2．調節機能解析装置

オートレフラクトメータ（以下，オートレフ）は他覚的に眼の屈折値を記録する装置であるが，測定時に雲霧刺激を加えるために，装置の内部に視標を呈示する機構が組み込まれている．この内部の視標を固視標にして，一定の距離を明視しよう

としているときの屈折値を経時的に記録し，調節微動の周波数成分出現頻度を数値化し，毛様体筋の活動状態を可視化することを目指したのが調節機能解析装置である[3]．現在では AA-2（ニデック社製）とアコモレフ 2（ライト製作所社製）が臨床に供されている（図 2）．

3．Fk-map（fluctuation of kinetic refraction map）

調節機能状態を可視化したグラフで，横軸には視標位置（距離）を，縦軸には調節反応量を示す（図 3）．縦軸のカラーバーの上端は被検眼が測定中に示した屈折値の最も低い値から調節によって生じた屈折値の変化量（調節反応量）を示し，カラーバーの色は調節微動の高周波数成分の出現頻度（HFC）を示す．毛様体筋に負担がかかっていないときには緑色で，負担が大きくなるにつれて黄色〜赤色に変化するようにグラデーション色で示している．

呈示視標はオートレフで測定した値を ±0 度数（無限遠視標）として，最初に +0.5D（fog.）の雲霧状態を呈示した後，±0.0（∞），−0.5（2 m），−1.0（1 m），−1.5（67 cm），−2.0（50 cm），−2.5（40 cm），−3.0D（33 cm）の位置に設定する．正常者では視標位置に追随してピントが近くに移動するため，調節反応量は右肩上がりに上昇する．遠方視標に対してはあまり調節努力を要さ

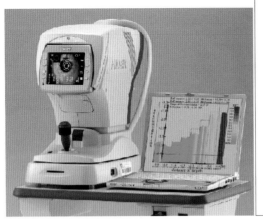
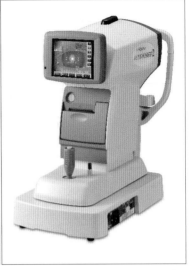

図 2.   a | b

a：AA-2(ニデック社製)
b：アコモレフ 2(ライト製作所社製)
どちらも標準モードでは同じ Fk-map が記録できるが，オプション機能は
それぞれ多少異なっている．

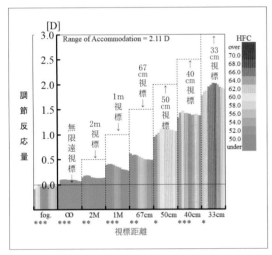

図 3. 正常者の Fk-map

横軸は視標位置である．調節機能の計測前に測
定したオートレフラクトメータの値を基準値と
して，左から 0.5 D 雲霧状態，±0.0，−0.5，−1.0,
1.5, 2.0, 2.5, 3.0 D の位置に内部視標を呈示して
いる．縦軸は調節反応量で，視標位置に呈示され
ている視標を明視しているときの屈折値と ±0.0
D 視標呈示時の最低屈折値の差を示している．色
棒の上端が調節反応量を示し，棒色は HFC 値を
示す．HFC 値の色は右肩に示すように HFC 値に
よってグラデーションで割り付けられている．
視標が近くに呈示され，調節努力が強まると，調
節反応量が増加し，毛様体筋にかかる負荷が増
加して震えが生じ，HFC 値が上昇する様子がわ
かる．

ないので，毛様体筋にかかる負荷は小さく，HFC
値を示す色は緑色を呈するが，視標が近接するに
伴い，毛様体筋に負荷が強まると，HFC 値を示す
色は正常眼でもある程度緑色から黄色〜橙色に変
化する．被験者が固視標をしっかり明視できてい
れば，視標位置と被検眼が示す調節反応量との差
は調節ラグということになる．

4. 調節機能障害

　良好な調節機能を有する眼では，毛様体筋にあ
まり負担をかけずに視標位置に正しくピント合わ
せができている．ピント合わせが正しくできて
も，ピントを合わせるために毛様体筋に大きな負
担が強いられている状態は調節緊張症の状態であ
る．また，毛様体筋が異常に強く興奮して，視標
に正しくピント合わせを維持できない状態は調節
痙攣状態と考えられる．近接視標に対しても調節
反応量が増加しない状態は調節衰弱である．老視
でも人工水晶体挿入眼でも，ピント合わせをしよ
うとして，毛様体筋の興奮が強まっている場合が
あり，眼精疲労の原因になっていることがある．

若年者の毛様体筋疲労状態の変化

　眼精疲労を訴えて来院する若年者の調節機能は
スマホの普及前後でかなり変わってきている印象

表 1. 症例群別の年齢分布

年齢(歳)	15	16	17	18	19	20	21	22	23	24
旧症例群 (名)	4	0	3	1	4	1	6	4	9	6
新症例群 (名)	4	4	3	2	2	4	3	2	8	5

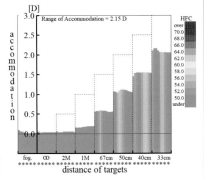 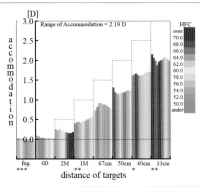 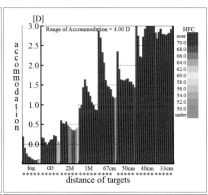

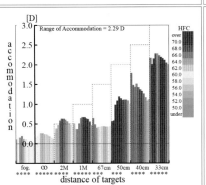 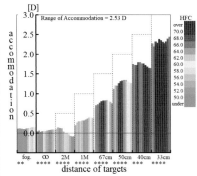 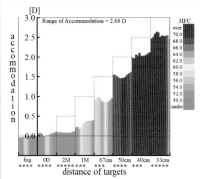

a	b	c
d	e	f

図 4. 今回の調査で用いた調節分類の基準 Fk-map①

a：正常　　　b：正常緊張傾向　　　c：調節痙攣
d：調節緊張　　　e：調節緊張傾向　　　f：IT 眼症
今回の調査のために基準として設けた分類である．2つあるいは3つの境界にあり，どちらに
振り分けたら良いか分からないものもあったが，筆者の独断でどちらかには振り分けた．

がある．そこで，眼精疲労を訴えて来院した若年者の調節機能状態をおよそ10年前と比較してみた．本調査は東京医科歯科大学医学部倫理審査委員会の承認(承認番号：M2019-252)を受けて実施した．

1．調査対象

対象年齢は15〜24歳で，2006年3月〜2007年10月までに梶田眼科を受診した38名(平均20.8±2.9歳)と2018年10月〜2019年9月までに来院した37名(20.0±3.2歳)である(表1)．前者を旧症例群，後者を新症例群とした．両群の調節機能機能解析装置 AA-2 の検査結果(Fk-map)を分析し

た．

2．Fk-map 分類方法

Fk-map を筆者の臨床経験上の独自の判断で分類したところ，正常，正常緊張傾向，調節痙攣，調節緊張，調節緊張傾向，IT 眼症，IT 眼症傾向，衰弱 IT 眼症，衰弱緊張，衰弱緊張傾向，衰弱傾向，衰弱の 12 に分類できた(図4，5)．

正　常：すべての視標に対して安定した調節応答が得られており，すべての視標に対して HFC が低値であるもの．

正常緊張傾向：正常者と同じように十分な調節応答が得られているものの，HFC にある程度の高

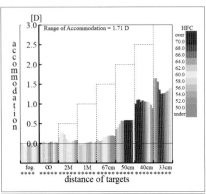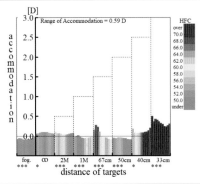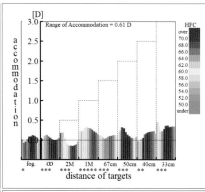
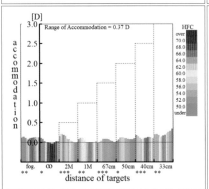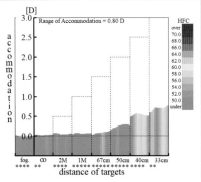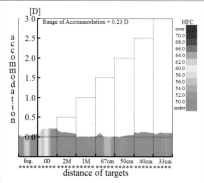

図 5. 今回の調査で用いた調節分類の基準 Fk-map②
a：IT 眼症傾向　　　b：衰弱 IT 眼症　　　c：衰弱緊張
d：衰弱緊張傾向　　　e：衰弱傾向　　　f：衰弱

a	b	c
d	e	f

値の部分が検出されているもの.

調節痙攣：調節応答が調節刺激以上の値を呈する部分があり，ほぼすべての視標に対して HFC が高値であるもの.

調節緊張：調節刺激に対してある程度以上の調節反応量が得られており，HFC がある程度以上高値であるもの.

調節緊張傾向：調節緊張に類似するが，HFC が低値を呈している部分があるもの.

IT 眼症：正常に近い調節応答を保っているものの，HFC が遠方視標に対しては低値を呈しているが，近接視標に対しては急激に高値を呈するもの.

IT 眼症傾向：IT 眼症の特徴を有するものの，HFC の変化の特徴が少し弱い傾向にあるもの.

衰弱 IT 眼症：すべての視標に対して調節反応量が少ないものの，近接視標に対して HFC が高値を呈するもの.

衰弱緊張：すべての視標に対して調節反応量が

少ないものの，すべての視標に対して HFC が高値を呈しているもの.

衰弱緊張傾向：すべての視標に対して調節反応量が小さく，HFC は不安定で比較的高値の部分と低値の部分が入り交じるもの.

衰弱傾向：すべての視標に対して HFC は低値で，十分な調節反応量が得られていないもの.

衰弱：すべての視標に対して，調節反応量はほとんど生じておらず，HFC も低値であるもの.

しかし，これらの基準の間に位置する症例もあり，すべてを明確に分離することは困難であったが，筆者の判断でどれかには割り当てることとした.

3. 分類結果

結果を表 2 に示す. 旧症例群と新症例群を比べると，新症例群では正常な調節を有する症例がいなかったこと，調節痙攣と調節緊張，調節緊張傾向，IT 眼症が減少している. 反対に IT 眼症傾向，衰弱 IT 眼症，衰弱緊張傾向が増加している. 調

表 2. 調節状態の分布

	旧症例群	新症例群
正 常	3	0
正常緊張傾向	1	0
調節痙攣	7	3
調節緊張	3	2
調節緊張傾向	7	2
IT 眼症	6	3
IT 眼症傾向	1	4
衰弱 IT 眼症	1	5
衰弱緊張	0	1
衰弱緊張傾向	2	12
衰弱傾向	4	0
衰 弱	3	5

表 3. タイプ別の眼数と屈折値

	旧症例群		新症例群	
	緊張タイプ	衰弱タイプ	緊張タイプ	衰弱タイプ
眼数(眼)	46	24	30	44
屈折値(D)	-2.49 ± 2.07	-3.33 ± 2.44	-1.78 ± 2.16	-4.44 ± 3.69
調節反応量(D)	2.29 ± 0.90	1.23 ± 0.39	2.23 ± 1.26	1.26 ± 0.55
HFC1	55.0 ± 12.7	48.8 ± 8.70	58.7 ± 10.0	53.8 ± 7.1

平均±偏差

節反応量が低下しているにもかかわらず，HFC が高値を呈する状態であり，まさに45歳頃に生じる初期老視眼の眼精疲労に類似する特徴である．

調査結果から明らかになった 若年者の調節異常の傾向

巷で呼ばれているスマホ老眼の状態には調節緊張タイプと調節衰弱タイプがあると前述したが，調節緊張タイプは減少傾向にあり，調節衰弱タイプが増加傾向にあることが眼精疲労を訴えて来院した若年者の調節機能から明らかになった．

症例群別に緊張タイプと衰弱タイプの屈折値を比較してみると表3のように，眼数で比較すると，旧症例群では緊張タイプが衰弱タイプよりも多かったのに対して，新症例群では衰弱タイプのほうが緊張タイプよりも多かった．対象眼の屈折値を比較すると，旧症例群では緊張タイプと衰弱タイプの平均屈折値に差は認められなかったが，新症例群では緊張タイプと衰弱タイプの間に明らかな差が認められた．軽度近視眼よりも中等度近視眼のほうに衰弱タイプが多い傾向にあることがわかる．調節反応量に関しては両群の両タイプ間に差を認めなかった．屈折値が調節安静位付近に位置するところの調節微動の出現頻度を示す HFC1 の大きさは，旧症例群に対して新症例群のほうが高い値を呈していた．特徴的なのは新症例群の衰弱タイプは旧症例群の緊張タイプの HFC1 に近い高い値であったことである．このことは，本来は調節努力があまり働かないと考えられている調節安静位付近においても毛様体筋が緊張状態にあることになる．つまり，毛様体筋が休まらない状態が続いていることが窺われる．

スマホによる調節障害の特徴と問題点

今回の調査で，スマホの普及によって，ピント合わせがうまく行えない衰弱タイプが増加していることがわかった．衰弱タイプといっても，旧症例群に見られるような HFC1 が低値を示す毛様体筋が弛緩した状態ではなく，ピント合わせは適切にできないのに，毛様体筋は緊張した状態にある．現時点では，これが何を意味しているかはよくわからないが，引き続き解析を続けてみたいと思う．

おわりに

中等度の近視眼が裸眼でスマホを扱えば，非常に近い距離で両眼視をすることになり，輻湊に大きな負担がかかる．過剰な輻湊を持続することによって，開散が困難になって，内斜視を引き起こしたり，輻輳努力を維持できないために両眼視を諦めて単眼視でスマホを長時間操作することによって，輻湊が困難になり，外斜視を起こしたりする症例もある．

調節異常の傾向としては衰弱タイプが多くなってきているものの，依然として緊張タイプも存在しているので，眼の不調や眼精疲労を訴えて受診したときには，スマホの使用状況を十分に聴取し，調節機能状態に応じた適切な対応が要求される．

基本的には，適切に矯正された眼鏡を装用して，適切な距離でスマホを操作するように指導することが大切である．

文　献

1) Toates FM : Accommodation function of the human eye. Physiol Rev, **52** : 828-863, 1972.
2) Campbell FW, Rebsor JG, Westheiroey G : Fluctuations of accommodation under steady viewing conditions. J Physiol, **145** : 579-585, 1959.
3) 梶田雅義：調節機能測定ソフトウェア AA-2 の臨床応用．あたらしい眼科，**33**：467-476，2016.
   Summary HFC 値による調節安静位の推定と Fk-map による調節異常のタイプ分類を調査した論文．

MB OCULI. No. 88：35−42, 2020

特集／スマホと眼 Pros & Cons

スマートフォンによる
遠隔眼科診療(前眼部)

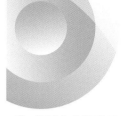
OCULISTA

清水映輔[*1]　矢津啓之[*2]

Key Words： スマートフォン(smartphone)，前眼部診療(examinations of the anterior segment of eye)，遠隔診療(telemedicine)，スマホアタッチメント(smartphone attachment)，前眼部写真(anterior segment photo)，業務効率化(increase productivity)

Abstract： スマートフォン(スマホ)の進化は昨今著しく，特にカメラ機能や通信機能は稲妻の様な勢いで進化している．眼科の基本的診察手技である細隙灯顕微鏡を用いた前眼部診察の理論はスマホのカメラ機能で一部代替できると見込まれ，その通信機能と組み合わせるとスマホの機能を応用した前眼部の遠隔眼科診療が可能となる．本診療が実用化して普及することで，病院や地域での眼科診療の業務効率化が見込まれ，さらに眼科過疎地域や眼科自体が普及していない発展途上地域に眼科診療を適切に普及させることができると考えられる．本稿では前半にスマホによる前眼部の眼科診療の Pros & Cons を手法によって分類し，国内外で実際に使用されている最新文献や機器の紹介を交えて紹介する．後半ではスマホによる前眼部遠隔診療の Pros & Cons を国内外の現状を踏まえて論じ，将来的に可能な診療を紹介する．

はじめに

眼科学の歴史を紐解くと，我が国においては，延暦21年(802年)に尾張国海東郡馬島村において最澄の弟子であった聖円が五大山安養寺を開基したことに由来すると言われている．当然，その年代には細隙灯顕微鏡等の機器は皆無なため，漢方薬による治療が主であったと言われている[1]．近代眼科においては，Hermann von Helmholtz が1850年に ophthalmoscope を開発したことからはじまり[2]，現代の眼科で使用されている細隙灯顕微鏡の形態となったのは1911年に Allvar Gull-strand の large reflection-free ophthalmoscope と言われている[2]．興味深いことに，その原理は100

年以上経った現在の眼科と同様であり，現在すべての眼科医療機関において，細隙灯顕微鏡が導入されている．

細隙灯顕微鏡を用いた診断は，眼科医にとって基本であり，必ずマスターしなければならない手技であるが，一般に細隙灯顕微鏡は据え置きであり，被験者は細隙灯顕微鏡の台に顎を固定しなければならないため，乳幼児・高齢者・ADL の低下している患者・接触感染の恐れがある患者・無菌室の患者等は据え置き型では診察を行うことができないという問題がある．現行の解決策としては，手持ち型の細隙灯顕微鏡が使用されており，往診や小児診察等の現場で活躍している．

テクノロジーの進歩とともに，スマートフォン(スマホ)の進化も著しく，特にスマホのカメラ機能に関しては，ほとんどの機種において解像度が1,000万画素を超える等，眼を見張るものがある．また，各キャリアより次世代ネットワーク「5G」の

[*1] Eisuke SHIMIZU，〒160-8582　東京都新宿区信濃町35　慶應義塾大学医学部眼科学教室，特任講師
[*2] Hiroyuki YAZU，同教室／〒230-0063　横浜市鶴見区鶴見 2-1-3　鶴見大学歯学部附属病院眼科，専任講師

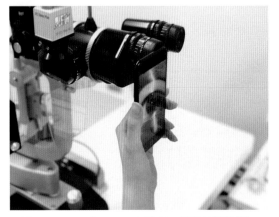

図 1. スマートフォンを既存の細隙灯顕微鏡に
取り付けて診察

サービス開始が2020年に予定されている等，通信
網の発達も顕著である．

　本稿では眼科学において基本的な診察手技であ
る細隙灯顕微鏡を使用した前眼部診察を，現在の
テクノロジー，特にスマホを使用した前眼部の遠
隔眼科診療に関して最新の知見を紹介する．

スマホによる遠隔眼科診療(前眼部)の Pros & Cons

　まず，1．スマホによる前眼部の眼科診療と2．
スマホによる前眼部の遠隔診療の2つに本項目を
分類し，それぞれ長所や短所を挙げ，具体的な使
用方法までも紹介する．

1．スマホによる前眼部の眼科診療の Pros & Cons

　スマホによる前眼部眼科診療という言葉を聞く
と，読者の方々はどのようなものを想像されるだ
ろうか．大別すると，a)既存の細隙灯顕微鏡にス
マホを取り付ける方法，b)スマホ自体を細隙灯顕
微鏡として使用する方法の2種類が存在する．

　いずれの方法も，得られた前眼部画像はスマホ
に保存され，個人情報に十分留意したうえで，患
者説明に用いることや，カンファレンス等の画像
として，診療支援や教育にも役立てることが可能
である．

a)既存の細隙灯顕微鏡にスマホを取り付ける

　顕微鏡部にスマホケース型のアタッチメントを
取り付けて，覗き込む代わりにスマホの画面を閲
覧しながら被験者の眼を観察する方法である．特

に付属カメラが搭載されていない細隙灯顕微鏡に
有用で，わざわざ高価なカメラを取り付けなくて
も画像の取得が可能であり(図1)，一部の機種で
は手持ち型細隙灯顕微鏡にも搭載が可能である．

　既存の細隙灯顕微鏡にスマホを取り付ける前眼
部診察方法は，我が国においては周藤らによって
その有用性が報告され[3]，近年増加傾向である．
さらに川野は同様のアタッチメントを使用するこ
とで，前眼部観察のなかで通常の拡散光やスリッ
ト光以外で徹照法を用いた後嚢下白内障の観察・
scleral scatter 法を用いた角膜混濁の観察・鏡面
反射法を用いた角膜内皮細胞の観察・隅角鏡を用
いた隅角の観察等，さまざまな診察方法に応用で
きると論じている[4]．海外では，2010 年より Lord
らの報告からはじまり[5]，その有用性の方向が相
次いでいる[6]．特に Lord らの報告時，最新のスマ
ホは iPhone 3GS であり，小児や高齢者診療への
有用性・教育での使用等，さまざまな可能性を論
じている．

　本法は細隙灯顕微鏡の種類が限定されず，据え
置き，手持ち関係なく，安価に細隙灯顕微鏡を用
いた撮影が可能であるという長所がある一方で，
ケースに対してスマホの機種が限定され，かつ顕
微鏡部分にスマホ本体と，スマホケース分の重量
(機種にもよるが200〜500 g 程度)がかかり，特に
手持ち式細隙灯顕微鏡では非常にアンバランスな
重量になるためその使い勝手が困難となる．さら
に医師が顕微鏡を覗き込んでいる際は両眼で像を
観察するため，立体視が得られるが，スマホの画
像は2次元の画像であるため，立体感に劣るとい
う欠点もある．

b)スマホ自体を細隙灯顕微鏡として使用する

　本法は，スマホ自体のカメラを顕微鏡として使
用する方法である．使用する光源によって外部光
源を使用する方法と，スマホ自体の光源を使用す
る方法に分類される．

　外付け光源を使用した診察方法は，特に海外の
文献で散見される．Eidolon Optical 社の Ultra-
portable hand held slit lamp はペンライト型の外

部光源を照射して，その反射光をマクロレンズ付きのスマホで観察する[7]．本機器では，スリット光や，青色光の照射が可能であり，スマホを用い簡易に前眼部の所見を撮影可能だが，器具そのものが 200 g 程度とスマホ全体の重量より重く，保持が困難であることや，外部光源であるがゆえに光を眼に当てること自体が少し困難であるのでトレーニングを有する．さらに，単三電池 2 本を使用するため，寿命の短さや重量増加という欠点も存在する．

　スマホの光源を使用した方法として，我が国において，周藤らは既存のスマホに市販のマクロレンズを取り付ける（図 2）ことで良質な前眼部画像を撮影できることを報告した[8]．海外では，同様にスマホにマクロレンズを取り付けることで眼瞼・結膜・角膜・虹彩の良好な観察ができる報告がなされ，さらに製造コストが安価であることが示された[9]．試しに筆者が，眼 GVHD（Graft-ver-sus-host disease：移植片対宿主病）患者の結膜線維化所見を，マクロレンズを付与したスマホ（iPhone X）と，既存の細隙灯顕微鏡を使用して得られた画像を比較したところ，同等の画像を得ることが可能であった（図 3）．

　一方で，これらは白色拡散光のみでの診察方法であり，我々眼科医が正確な所見を評価するためには，スリット光や青色光での観察が不可欠であ

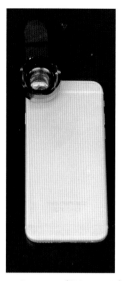

図 2．スマートフォン（iPhone 6S）に市販のマクロレンズを取り付けた図

る．Chiong らはこの問題に対し，いくつかの鏡を組み合わせることで，スマホの光源よりスリット光を作り出すことに成功[10]，3D プリンタを用いて VisoClip というデバイスを開発した（oDocs 社）．この VisoClip は斜め 45°より幅 5〜6 mm のスリット光を前眼部に照射することが可能であり，白色拡散光以外の観察が可能となった．

　また，ドライアイや角膜上皮障害の評価には青色光が不可欠であり，筆者グループはスマホ光源の上に青色フィルタを被せることで，細隙灯顕微鏡と同じ青色光を作成することに成功，ドライアイのモデルマウスで角膜上皮障害スコアや涙液層破壊時間等，青色光を使用する眼表現型を評価し

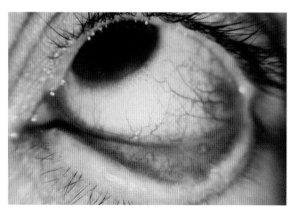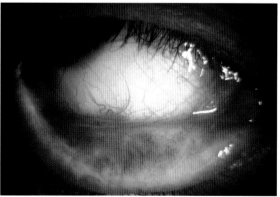

a｜b　図 3．マクロレンズ付スマホ（iPhone X：a）と，既存の細隙灯顕微鏡（700GL TAKAGI SEIKO：b）を使用して得られた画像比較

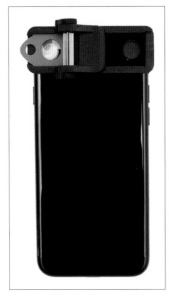

図 4. Smart Eye Camera
（株式会社 OUI）

た．結果として，既存の細隙灯顕微鏡と新機器との間でそれぞれ評価した眼表現型で非常に高い相関を認め，新機器が有用であるということ，角膜径が2～3 mm であるマウスの角膜に使用できるのであれば，ヒトにも応用可能であるとの可能性を報告した[11]．「Smart Eye Camera」と命名された本スマホアタッチメントは，細隙灯顕微鏡と同等の機器として，国内医療機器承認を得て，株式会社 OUI より販売されている（図4）．Smart Eye Camera は斜め40°より幅1 mm のスリット光，そして青色光を照射することが可能であり，幅1 mm のスリット光による前房だけでなく，水晶体の観察や，青色光によるドライアイ所見の観察も可能となった（図5）．

スマホを細隙灯顕微鏡として使用する場合，光源の安全性にも配慮する必要がある．光による眼障害は，国際標準化機構（International Organization for Standardization：ISO）の基準が存在し（ISO 15004-2.2：2007．Ophthalmic instruments），光障害を与える光量はすでに既知のものとなっている．我が国においても，日本工業規格（JIS）が存在しており（JIST7316：2014，JIS T7320：2015），スマートフォンの光量は上記光障害基準の150分の1であり，既成の医療機器の10分の1であるということがわかっている．また，

Kim らはスマホの光源 LED の波長や照射光等から安全性を証明し，従来の機器と比べても障害が少ないと報告した[12]．最新のスマホにおいても，その網膜放射照度は1.4～4.6 mW/cm²と規定されており，ISO 基準の年代よりも新しいスマホにおいても網膜放射照度の値は1桁以上低いと考えられ，さらに，現行の機器の網膜放射照度は46 mW/cm²であり，スマホと比較して約10倍の網膜放射照度が認められるため，スマホ光源は現行の機器よりも安全であると考えられている．

前述の通り，スマホの光は安全であり，アタッチメントを付けることで簡便で安価に前眼部画像の取得が可能である．また，スマホのオートフォーカス機能を使うことで任意の場所に焦点が合い，動画で撮影することで，1秒間に最大60枚の画像を取得することが可能であるため，ベストショットのフレームを選択して所見を取ることができる．スマホの画面のみで観察を行うため，既存の細隙灯顕微鏡と比較して立体感に劣るという欠点は存在するものの，スマホで撮影された前眼部画像は少なくともスクリーニングレベルであれば十分実用性のある画像と考えられ，小児や高齢者の診察，感染隔離患者の診察以外にも往診・途上国医療・災害医療自動診断等，さまざまな活躍シーンが想定される．一方で，スマホの種類によって，カメラと光源の個数や位置が異なるため，デバイスによってスマホの機種が限定され，光源が固定されているため，光源を移動させる診察方法には適さない．

　＜本項のまとめ：スマホによる<u>前眼部の眼科診療</u>の Pros & Cons＞

Pros：簡便・安価・さまざまなシーンで使用可能・スクリーニングに最適

Cons：スマホそのものでは不可・立体感に劣る・細かい診断は不可

　2．スマホによる<u>前眼部の遠隔診療</u>の Pros & Cons

前項で示したように，スマホを使用した眼科診療では，スマホのカメラ機能を使用するため，容

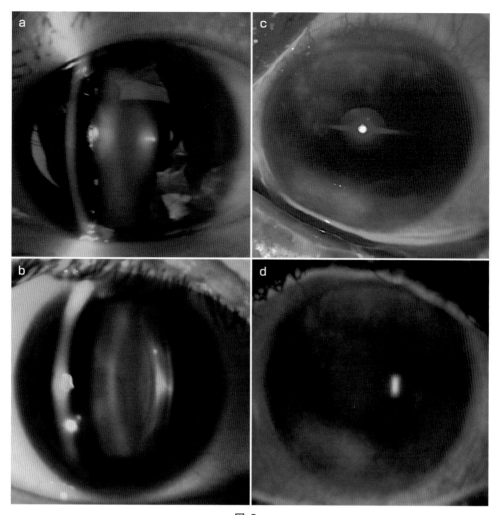

図 5.
Smart Eye Camera で撮影(a)した水晶体所見と既存の細隙灯顕微鏡
(700GL TAKAGI SEIKO)で撮影(b)した水晶体所見
同様に Smart Eye Camera で撮影したドライアイ所見(c)と既存の細隙灯
顕微鏡で撮影(d)したドライアイ所見

易に良質な画像が取得できる．さらに，スマホで
はインターネットを通じて世界のどこにでも画像
を送受信できる機能が備わっているため，特に眼
科領域は画像診断が重要であることから，放射線
科・病理・皮膚科に続いて，遠隔診療に適してい
ると考えられる．

　実際，欧米では眼科遠隔診療プログラムの有用
性が示されており，非専門医が異常所見のある患
者を眼科専門医に誘導するプログラムの実証が行
われている[13]．我が国においても眼科遠隔診療に
関する報告は増加しており，花田らは眼科の遠隔
診療についての有用性を報告している[14]．さらに
2015 年より，株式会社エクスメディオがスマホで
撮影した画像を D to D(doctor to doctor)で画像
診断を行う，遠隔医療補助サービス「メミルちゃ
ん」を立ち上げている．2019 年に同社は株式会社
マイナビに子会社化され，皮膚科領域の類似ツー
ルである「ヒフミルくん」とともに，臨床支援ツー
ルとして使用されている．この事実は，画像診断
を主とする眼科が遠隔診療に適していることを示
唆している．

　一方で，スマホによる前眼部遠隔診療には 2 つ
の問題が存在する．

　1 つ目は，スマホのみでは前眼部診断に適した
画像を撮影することが困難，という問題である．
読者の方々もご自身のスマホで眼を撮影されたこ

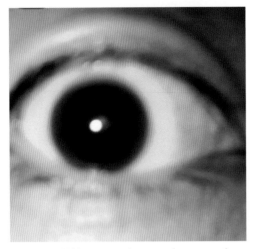

図 6. 最新のスマートフォン（iPhone XI）のみで撮影した前眼部画像

とがあるかもしれない．試しに最新のスマホ（iPhone XI）で自身の前眼部を撮影してみたが，像全体がぼやけてしまい，いわゆる「ピンぼけ」の画像となり，所見をとるところではなくなっている（図 6）．また，スマホの光源は一般に白色拡散光のみを照射するものであり，我々眼科医が診断に用いるスリット光や青色光を照射できないという問題もある．さらに，特に前眼部画像は，眼底写真や OCT・CT・MRI 等と違い，撮影した人間によって異なる画像が取得できるという特徴があり，画一的な画像の取得が困難であるという問題もある．これら問題の解決策が前項で紹介したスマホによる前眼部の眼科診療を可能としたアタッチメントと，動画による画像撮影方法である．アタッチメントにより，眼科医の診断に耐えうる画像取得が可能となり，さらに動画撮影により，ベストショットを撮影できる可能性も上がり，今後の発展が期待できる分野である．

2 つ目の問題点は個人情報を含めた法整備が追いついていないことである．スマホで前眼部を撮影すると，「虹彩」が撮影される．昨今改正された，個人情報保護法では虹彩は「個人識別符号」という．その情報だけでも特定の個人を識別できる情報，つまり個人情報に該当すると明文化された（改正個人情報保護法 2 条 2 項 1 号）．つまり，虹彩は「個人情報」にあたり，医療機関は個人情報取扱事業者に位置付けられているため，個人情報の

適切な取得・保管・利用等についての管理上の義務が生じる．撮影画像は眼底写真や OCT 画像と同じ扱いとなり，画像ファイリングシステムで管理されるべきであるが，撮影画像はスマホ自体に保存される場合が多い．また，D to D で相談する場合等，画像が SNS をはじめとしたオープンネットワークに流れるリスクもあり，悪意なく個人情報が医療機関の管理外に流出するリスクがあるため，個人のスマホで撮影した画像に関して十分注意が必要という問題点がある．また，D to P（doctor to patient）で遠隔診療を行う場合は，診断等の医学的判断を含むため，オンライン診療やオンライン受診勧奨に分類されるため，そもそも医療機関への受診が大前提であり（オンライン診療の適切な実施に関する指針），現状で医師個人が患者より保険診療として，前眼部の遠隔眼科診療を受けることは難しい．

一方で，平成 30 年の診療報酬改定で，「オンライン診療料」が新設された．これは，初診から 6 か月以上経過した再診患者で，3 か月に 1 回の対面診療が必要となり，同時に「オンライン医学管理料」という ICT（information and communication technology：情報通信技術）を活用した非対面での医学管理を評価する管理料も新設され，オンラインでの診療行為が実施されつつある流れである．

スマホによる前眼部遠隔診療は，眼科医が欲しい画像が取得困難という技術的な問題点や，法規制等の問題が多々存在するが，2020 年 5 月現在において，技術上は可能である．また，新型コロナウイルス感染拡大により，オンライン診療も可能となり，大幅な規制緩和が行われた影響でこちらも今後の発展が期待できる分野である．スマホによる前眼部遠隔診療が実現すると，病院内では眼科以外での病棟コンサルテーション業務の簡略化（図 7）や救急外来での業務効率化に寄与すると考えられ，病院外では非眼科クリニックによる遠隔診療（図 8）・往診や訪問診療・災害診療・途上国支援等，さまざまなシーンで実用化されることが近い将来想定される．

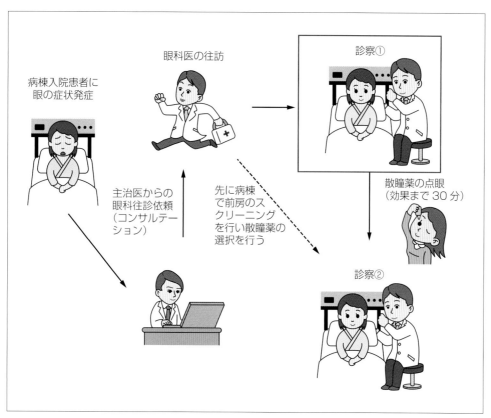

図 7. 病院内病棟コンサルテーション業務の簡略化（赤枠の部分が省略可能）

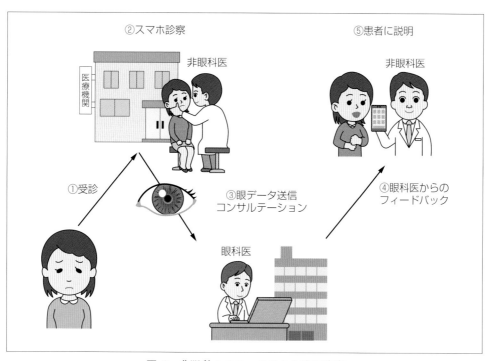

図 8. 非眼科クリニックによる遠隔診療

＜本項のまとめ，スマホによる前眼部遠隔診療の Pros & Cons＞

Pros：医療連携に最適・D to D であれば今でも可能

Cons：個人情報の取り扱いに注意・D to P はまだ不可能

文　献

1) 谷原秀信：日本で最初の眼科専門医―馬島清眼と馬島流について―. 眼科, **55**(9)：977-83, 2013.

2) Allvar Gullstrand：Eye Examination with the Slit Lamp, Zeiss, Carl Zeiss Meditec, 33-39, 2011.

3) 周藤　真, 平岡孝浩, 大鹿哲郎ほか：スマートフォンによる前眼部および眼底撮影. 日眼会誌, **118**：7-14, 2014.

4) 川野純廣：前眼部診療におけるスマートフォンの活用. 眼科グラフィック, **5**(5)：412-3, 2016.

5) Lord RK, Shah VA, San Filippo AN, et al：Novel uses of smartphones in ophthalmology. Ophthalmology, **117**(6)：1274-1274. e3, 2010.

6) Akkara JD, Kuriakose A：How-to guide for smartphone slit-lamp imaging. Kerala J Ophthalmol, **31**(1)：64-71, 2019.

7) Burkhart ZN, Feng MT, Price MO, et al：Hand-held slit beam techniques to facilitate DMEK and DALK. Cornea, **32**(5)：722-724, 2013.

8) 周藤　真, 平岡孝浩：スマートフォンを用いた前眼部および眼底撮影. 臨床眼科, **69**(9)：1301-1307, 2015.

9) Myung D, Jais A, He L, et al：Simple, Low-Cost Smartphone Adapter for Rapid, High Quality Ocular Anterior Segment Imaging：A Photo Diary. J MTM, **3**(1)：2-8, 2014.

10) Chiong HS, Fang JL, Wilson G：Tele-manufactured affordable smartphone anterior segment microscope. Clin Exp Optom, **99**(6)：580-582, 2016.
　Summary スマートフォンアタッチメントが前眼部診断に有用であると論じた.

11) Shimizu E, Ogawa Y, Yazu H, et al："Smart Eye Camera"：An innovative technique to evaluate tear film breakup time in a murine dry eye disease model. PLoS One, **14**(5)：e0215130, 2019.
　Summary Smart Eye Camera が動物モデルの前眼部診断に有用であると論じた.

12) Kim DY, Delori F, Mukai S：Smartphone photography safety. Ophthalmology, **119**(10)：2200-2201, 2012.

13) Maa AY, Wojciechowski B, Hunt KJ, et al：Early Experience with Technology-Based Eye Care Services(TECS)：A Novel Ophthalmologic Telemedicine Initiative. Ophthalmology, **124**(4)：539-546, 2017.
　Summary アメリカで眼科遠隔診療プログラムの有用性と論じた.

14) 花田一臣, 石子智士, 守谷　潔ほか：遠隔医療支援システムを活用した眼科遠隔医療の運用実績. 日遠隔医療会誌, **9**：125-128, 2013.

MB OCULI. No. 88：43-51, 2020

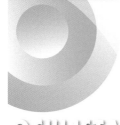

特集／スマホと眼 Pros & Cons

スマートフォンによる
遠隔眼科診療(後眼部)

三宅正裕*

Key Words： 遠隔医療(telemedicine)，遠隔眼科(teleophthalmology)，スマートフォン(smartphone)，眼科 (ophthalmology)，レビュー(review)

Abstract：近年，さまざまな領域において，スマートフォンを用いた遠隔診療が現実のものとなっている．眼科領域においても例外ではなく，むしろ，眼科領域は画像や数値等の検査データが多いために遠隔診療との相性は良い．最近のレビュー論文によると，米国の Google Play® では 271 以上，同じく Apple の AppStore では 170 以上の眼科関連アプリケーションがあるという．

　他稿では前眼部の遠隔診療についての現状の解説があったと思うが，本稿では，後眼部の遠隔眼科診療について文献レビューを行って現状を整理する．

はじめに

　近年，さまざまな領域において，スマートフォンを用いた遠隔診療が現実のものとなっている．眼科領域においても例外ではなく，むしろ，眼科領域は画像や数値等の検査データが多いために遠隔診療との相性は良い．最近のレビュー論文によると，米国の Google Play® では 271 以上，同じく Apple の AppStore では 170 以上の眼科関連アプリケーションがあるという．

　他稿では前眼部の遠隔診療についての現状の解説があったと思うが，本稿では後眼部の遠隔眼科診療について文献レビューを行って現状を整理する．概ねアプリの 4 分の 1 は後眼部関連となっているようである．

スマートフォンで後眼部を撮影するための装置

　スマートフォン単体では後眼部の撮影はできな

いため，極めて多くのアタッチメントやアプリが作られ，報告されている．図にそれらを示す．多くのアタッチメントは撮影画角が 45° 未満であるが，最近では 92° の撮影が可能なものや，動画撮影が可能なもの，また，簡易のフルオレセイン蛍光眼底造影の撮影に対応しているものもある．世界では，スマートフォンを使用して眼底検査を行うことができる装置・アプリにより，眼底検査が眼科医のみならずすべての医師にとって身近なものになりつつある．

　眼科へのアクセスが非常に良好な本邦においては海外ほどのニーズはないかもしれないが，眼科医の少ない地方や，眼科医に対診することなく緊急でアセスメントを行いたい所見(乳頭浮腫等)に関してはニーズがありうるだろう．また，患者が自身で撮影できるようになれば，さらに多様な応用が可能になると考えられる．

　図 1 はしばしば論文にも登場するスマートフォン用アタッチメントの，D-EYE(図 1-a)および iExaminar(図 1-b)を例として示している．

* Masahiro MIYAKE，〒606-8501　京都市左京区吉田近衛町　京都大学医学研究科眼科学教室，特定助教

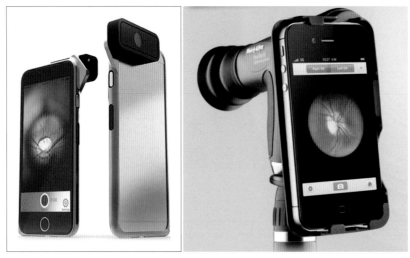

図 1. スマートフォン用アタッチメント例　　　　　a│b

直像鏡とスマートフォン眼底鏡との比較

1. 手技としての比較

a）Comparison of smartphone ophthalmoscopy vs conventional direct ophthalmoscopy as a teaching tool for medical students：the COSMOS study[1]

医学部2年生を対象に実施した研究．最初に1時間程度の検眼鏡に関する講義を行った後，直像鏡群とD-EYEを用いたスマートフォン眼底鏡群にランダムに振り分けてトレーニングを行った．その後，反対群へとクロスオーバーしてトレーニングを行った．主要評価項目は非散瞳下で視神経乳頭と網膜血管を観察することができたかどうかで，副次評価項目として，機器の簡便さ，眼底鏡検査を行う自信，視神経乳頭および血管の観察能力についても調査した．

　計101人が参加した．スマートフォン眼底鏡のほうが，有意に多くの学生が視神経乳頭を観察することができた（82.3% vs 48.5%，p＜0.0001）．学生は，機器の簡便さ，眼底鏡検査を行う自信，視神経乳頭の観察能力のいずれにおいてもスマートフォン眼底鏡のほうが良いと回答した（中央値4 vs 3，p＜0.0001）．また，有意に多くの学生が視神経乳頭を見つけることを学んだり患者の評価を行うにあたって，スマートフォン眼底鏡のほう

を好んだ（それぞれ78.2%と77.2%，いずれもp＜0.0001）．

b）Smart phone ophthalmoscopy：a potential replacement for the direct ophthalmoscope[2]

　20名の医学部最終学年の学生に，5つの眼底所見を持つ合計10体のマネキンの眼底所見を評価させた．5つの眼底所見は，直像鏡およびD-EYEを用いたスマートフォン眼底鏡を用いてそれぞれ2回ずつ評価し，視神経乳頭，黄斑，網膜の所見を記録した．これらは介入をマスクした評価者により解析された．この結果，スマートフォン眼底鏡を用いた場合のほうが有意に正確に眼底所見を記述できており（p＜0.05），全体として正確な診断を下すことができていた．

c）Comparison Study of Funduscopic Examination Using a Smartphone-Based Digital Ophthalmoscope and the Direct Ophthalmoscope[3]

　25名の医学部学生に直像鏡およびスマートフォン眼底鏡の使用方法について30分の講義を行った後，2名のボランティアの非散瞳下での眼底診察を実施してもらい，所見を記述するとともに記録した動画を提出してもらった．92%の学生は直像鏡よりもスマートフォン眼底鏡を好み，より短時間で視神経乳頭や黄斑部を同定することができた．全体として学生はスマートフォン眼底鏡

を強く好んだ(p<0.001).

2．臨床研究

a）Ocular fundus photography with a smartphone device in acute hypertension[4]

救急外来を受診した急性の高血圧の連続症例を対象に，医学生(評価者1)が直像鏡およびD-EYE を用いたスマートフォン眼底鏡を用いて散瞳下で，Keith-Wagener 分類グレードⅢまたはⅣの所見を有するかを評価した．この際の動画はすべて記録され，眼科医(評価者2)と医学生(評価者1)によって独立に評価された．

52 人が対象となった．医学生による平均診察時間は直像鏡が 130±39 秒，スマートフォン眼底鏡が 74±31 秒であった．医学生の直像鏡による診察では特記すべき異常の指摘はなかったが，スマートフォン眼底鏡の動画を確認することで，かなりの数の異常が同定された(医学生の診察で 17 人，眼科医の診察で 19 人)．出血や滲出性変化は κ 係数 0.66～0.77 の良好な一致，視神経乳頭浮腫の有無や重症度は κ 係数 0.89～0.90 の非常に良好な一致をみた．

b）Smartphone-Based Dilated Fundus Photography and Near Visual Acuity Testing as Inexpensive Screening Tools to Detect Referral Warranted Diabetic Eye Disease[5]

セーフティネットクリニックに受診した糖尿病患者50名100眼を対象として，詳細な眼科検査に加え，スマートフォンを用いた近見視力検査，前眼部検査および後眼部検査を行い，それらに対してマスクされた評価者が標準化されたレビューを実施した．

視力は全症例，前眼部は 96 眼，後眼部は 98 眼で良好に取得できた．スマートフォン眼底検査では，moderate NPDR 以上の糖尿病網膜症を感度 91%・特異度 99% で検出でき，網膜症のグレード分類もクリニックの結果と良好な一致を示した(κ 係数 0.91±0.1，P<0.001；AUROC＝0.97，

95% 信頼区間 0.93～1)．

c）A Smartphone-Based Tool for Rapid, Portable, and Automated Wide-Field Retinal Imaging[6]

スマートフォン環境で，オーバーラップのある5枚の眼底イメージから 100° の眼底モンタージュ写真を 1 分未満で自動で作成するシステムを実装し，糖尿病網膜症スクリーニングへの応用の可能性を検討した．このシステムで作成した71名の糖尿病患者の眼底モンタージュ写真を，マスクされた評価者でスクリーニングした結果，散瞳下での検眼鏡検査と完全にグレーディングが一致したのが 55%，1 段階のずれまでのものが 85.2% であった．また，専門施設への紹介を要する糖尿病網膜症は平均感度 93.3%，平均特異度 56.8% で検出できた．

d）Comparison Among Methods of Retinopathy Assessment(CAMRA) Study：Smartphone, Nonmydriatic, and Mydriatic Photography[7]

インドからの報告．糖尿病患者を対象として，スマートフォン眼底写真，非散瞳眼底写真および散瞳下での 7 フィールド眼底写真の 3 つのモダリティの性能を比較した．300 人が対象となり，全員に上記 3 つのモダリティでの検査を施行して，その検査結果は 2 人の網膜専門医により評価された．7 フィールド眼底写真の読影結果を標準として，スマートフォン眼底写真および非散瞳眼底写真の感度・特異度を算出した．

糖尿病網膜症検出能は，非散瞳眼底カメラでは感度 81%(95% 信頼区間 75～86%)・特異度 94%(同 92～96%)であったのに対して，スマートフォン眼底写真では感度 50%(95% 信頼区間 43～56%)・特異度 94%(同 92～97%)であった．また，視機能を脅かす糖尿病網膜症の検出能は，非散瞳眼底カメラでは感度 54%(95% 信頼区間 40～67%)・特異度 99%(同 98～100%)であったのに対して，スマートフォン眼底写真では感度 59%(95% 信頼区間 46～72%)・特異度 100%(同 99～

100％)であった.

　いずれのモダリティも糖尿病網膜症の検出は可能であったが，眼底カメラのほうがより検出感度が高かった．現時点ではスマートフォン眼底写真の感度は不十分であり，臨床現場においては，スマートフォンの利便性（携帯性や低コスト性）でもって相殺することは難しい.

AI-based

a）Feasibility of Use of a Mobile Application for Nutrition Assessment Pertinent to Age-Related Macular Degeneration(MANAGER2)[8]

　食事内容を記録することで加齢黄斑変性に関与する栄養素の摂取量を推定するアプリについて，40歳以上でスマートフォンを所有している人を対象として評価を行った．参加者には，最低3日間，紙の食事日記とアプリでの記録を行ってもらい，その一致度を評価した.

　参加者は54名（男女はそれぞれ14人と40人，年齢の中央値は57歳）であった．ドコサヘキサエン酸，エイコサペンタエン酸，ビタミンE，ビタミンC，銅，亜鉛，ルテインおよびゼアキサンチンのすべての栄養素において，90％以上の値が一致の範囲内におさまっていた.

b）Smartphone-Based Visual Acuity Measurement for Screening and Clinical Assessment[9]

　ETDRSベースの視力測定アプリでの測定結果を，スネレン視力表による視力および，ETDRS視力表による視力と比較した．ケニア中央部で実施されているNakuru眼疾患コホートの55歳以上の300名を対象とした.

　スマートフォン視力測定のテスト─再テストの差の95％信頼区間はlogMARで±0.029であった．スマートフォン視力測定とETDRS視力表による視力測定の差は0.07（95％信頼区間0.05〜0.09）で，スマートフォン視力測定とスネレン視力との差は0.08（95％信頼区間0.06〜0.10）であ

り，いずれともよく相関した．測定に要する時間もスネレン視力と同程度であった（77秒 vs 82秒，p＝0.13）

c）A mobile computer aided system for optic nerve head detection[10]

　視神経乳頭検出アルゴリズムをスマートフォンアプリとして実装して，STAREとDRIVEという2種類のデータベースに対してこのアルゴリズムを用いパフォーマンスを評価した．それぞれ96％と100％の検出率で，要した時間はそれぞれ2秒と1.3秒であった．さらには，D-EYEおよびiExaminarというスマートフォンへのアドオンレンズを用いてスマートフォンで撮影した眼底写真のデータセットに対して使用したところ，それぞれ93％と91％の検出率で，要した時間はそれぞれ2.7秒と2.2秒であった.

d）Smartphone-based application improves the detection of retinoblastoma[11]

　非眼科医が網膜芽細胞腫を早期発見できるように，白色瞳孔を検出するスマートフォンアプリを改善・評価した研究．MDEyeCareとCRADLEという，網膜反射を利用して白色瞳孔を検出するためのアプリをiPhone6sで使用した．MDEyeCareは，性能向上のため，環境光，カメラと眼の距離，注視方向等を考慮して改良を加えた.

　23人（34眼）の網膜芽細胞腫患者と，4人の正常小児を解析した．改良後のMDEyeCareを用いた場合，網膜芽細胞腫の国際分類におけるグループBは50％，グループCは83％，グループC以上（CまたはD）は100％で検出された．14眼の正常眼（片眼性網膜芽細胞腫の健常眼と，8眼の正常小児眼）中3眼で，側方視の場合に限って白色瞳孔が誤検出された．CRADLEを用いた場合，後期ステージの4眼を除いて白色瞳孔を検出することができなかった.

e）Automatic diabetic retinopathy diagnosis using adjustable ophthalmoscope and multi-scale line operator[12]

距離調整可能なフレームで 22D レンズとスマートフォンを結合し，眼底の 1/4 をカバーすることが可能なポータブル眼底鏡を作成した．これで撮影した画像に対して，著者が作成したルールベース（非ディープラーニング）の糖尿病網膜症判定アルゴリズムを使用したところ，全体の正診率は 85％であった．

f）Automated diabetic retinopathy detection in smartphone-based fundus photography using artificial intelligence[13]

Fundus on Phone（FOP，図 2）というスマートフォンベースのデバイスを用いて，インドの三次糖尿病センターで 301 人の 2 型糖尿病患者の眼底写真を撮影した．この画像を，糖尿病網膜症の国際分類にしたがって 2 人＋1 人の眼科医で診断したうえで，ディープラーニングベースの糖尿病網膜症スクリーニングアルゴリズムである EyeArt でも眼底写真を評価し，スクリーニング結果を検討した．

296 人の患者から画像が取得され，解析された．糖尿病網膜症は，眼科医では 64.5％，AI では 68.6％で指摘された．単純性糖尿病網膜症は眼科医では 37.8％，AI では 49.3％で指摘された．AI は，糖尿病網膜症の検出に関して感度 95.8％（95％信頼区間 92.9〜98.7％），特異度 80.2％（95％信頼区間 72.6〜87.8％）を示し，単純性糖尿病網膜症の検出については感度 99.1％（95％信頼区間 95.1〜99.9％），特異度 80.4％（95％信頼区間 73.9〜85.9％）を示した．κ 係数はそれぞれ $\kappa = 0.78$（p＜0.001）および $\kappa = 0.75$（p＜0.001）であった．

スマートフォンデバイスと AI（ディープラーニングアルゴリズム）を組み合わせたスクリーニングとしては初の論文と考えられる．

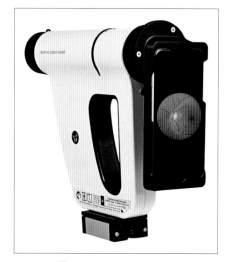

図 2. Fundus on Phone

g）Smartphone-Based Accurate Analysis of Retinal Vasculature towards Point-of-Care Diagnostics[14]

Point-of-care とは患者と接する現場を指し，Point-of-care diagnostics（POCD）とは，そのような現場において簡便に低コストでアクセス可能な診断装置のことを指す．本研究では，スマートフォンにアドオンすることで眼底写真を撮影できる装置 iExaminar を用いて撮影された低画質の眼底写真から，網膜血管のセグメンテーションを行って血管径を計測し，記録するシステムを開発した．

血管径計測アルゴリズムはスマートフォン上でも解析できるよう設計され，Samsung Garlaxy S5 上で DRIVE と STARE という 2 つのデータセットに対して応用した場合，正確性が 0.933 および 0.920 で解析に 2 分程度を要したが，これは各種既報と同程度の性能であった．このアルゴリズムをアンドロイドアプリとして実装し，スマートフォンで撮影した低画質画像と通常の高画質眼底写真とで血管径を測定したところ，相関係数は 0.922 と高い相関を認めた．

緑内障

1．C/D比

a）Comparison of Smartphone Ophthalmoscopy With Slit-Lamp Biomicroscopy for Grading Vertical Cup-to-Disc Ratio[15]

スマートフォンにアドオンすることで非散瞳で直像を撮影できる装置 D-EYE を用いた場合の視神経乳頭評価の精度を検討した論文．90 D の前置レンズを用いて非散瞳下で緑内障専門医1名が診断した視神経乳頭診察結果をゴールドスタンダードとして，D-EYE を装着した iPhone5s のライブイメージによる評価のパフォーマンスを検討した．

110人の開放隅角緑内障または高眼圧症の患者を対象として，スマートフォンによる緑内障専門医の診察と，非散瞳下で別の緑内障専門医の細隙灯顕微鏡検査，続いて静的視野を含む一連の眼科的検査を行った．平均年齢は53.5±11.7歳で，50人（45.5％）が男性，30人（27.3％）が緑内障を有していた．スマートフォンを用いての診察では，小瞳孔や白内障のため3眼で視神経乳頭が評価不能であった．

垂直 C/D 比の評価結果は，スマートフォン眼底鏡と細隙灯顕微鏡検査で統計学的に有意な差は認められなかった．完全に評価が一致したのは開放隅角緑内障眼29眼中21眼（72.4％），高眼圧眼78眼中52眼（66.7％）で，評価可能であった107眼での単純なκ係数は0.63（95％信頼区間0.52～0.73）であった．また，1段階差が見られた例のうち79.4％ではスマートフォン眼底鏡による評価が過大評価であった．

b）Clinical Validation of a Smartphone-Based Adapter for Optic Disc Imaging in Kenya[16]

ケニアの地域住民コホートにおける55歳以上の連続症例1,460人2,920眼を対象とし，通常の眼底カメラから得られた視神経乳頭画像とスマートフォン眼底鏡による視神経乳頭画像をそれぞれ用いた場合の評価結果を比較した．

2,152眼は双方のデバイスで画像を取得した．Bland-Altman 解析では平均の VCDR 差は0.02（95％信頼区間－0.21～0.17）で，重み付けを考慮したκ係数は0.69であった．また，熟練撮影者と素人撮影者の間で，得られた画像の質に明らかな差はなかった．

c）Undilated versus dilated monoscopic smartphone-based fundus photography for optic nerve head evaluation[17]

スマートフォンにアドオンすることで非散瞳で直像を撮影できる装置 D-EYE を Galaxy S4 に装着して，散瞳下および非散瞳下で視神経乳頭を評価し，通常の眼底写真による視神経乳頭評価結果と比較した研究．

ボン大学の緑内障外来の連続症例27人54眼を対象とし，非散瞳下でのスマートフォン眼底写真撮影，散瞳下でのスマートフォン眼底写真撮影，次いで通常の眼底カメラによる眼底写真撮影を実施した．散瞳状態をマスクするために imageJ で視神経乳頭のみ切り出し，2人の評価者で評価を行った．血管の鮮明さによって画像の質を6段階に分類し，視神経乳頭辺縁の鮮明さを3段階に，視神経の蒼白を3段階に分類した．垂直 C/D 比は imageJ で計測した．

スマートフォン眼底写真は非散瞳下では74％，散瞳下では98％で施行可能であった．画像の質は，通常の眼底写真，散瞳下でのスマートフォン眼底写真，非散瞳下でのスマートフォン眼底写真の順にそれぞれ4.8±0.36，3.0±0.50，2.4±0.94で，平均垂直 C/D 比は，同順でそれぞれ0.76±0.14，0.73±0.13，0.68±0.12であった．

2．視野検査

a）Visual field examination method using virtual reality glasses compared with the Humphrey perimeter[18]

仮想現実（VR）ゴーグル（図3），スマートフォン

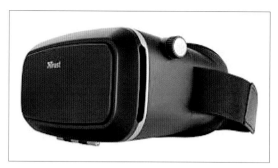

図 3. VR ゴーグル

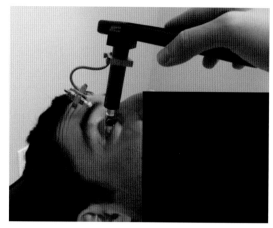

図 4. fixed-force 型眼圧器

および視野測定アルゴリズム(24°, 52点, 3db ステップ)を用いて, 緑内障外来を受診した連続症例10人20眼の視野を測定し, ハンフリー静的視野計の結果と比較したところ, 各点の感度は高い相関を示した(r＝0.808, p＜0.0001).

b) Home-based visual field test for glaucoma screening comparison with Humphrey perimeter[19]

上記の a)のチームからの報告. −4db, −8db および−12db の3つの閾値レベルで24°52点の視野測定を行うことができるよう改良したほか, 複数回の計測を1つの検査結果として統合する機能も持たせた. VR 機器のみならず, 家庭用の液晶モニターを用いた検査も可能. 遠隔医療に応用できる.

緑内障外来を受診した連続症例10人20眼の視野を測定し, 各閾値レベルでの測定とハンフリー静的視野計の結果と比較したところ, AUC は0.762から0.837で, 感度は0.637から0.942, 特異度は0.497から0.735であった.

c) Objective Assessment of Activity Limitation in Glaucoma with Smartphone Virtual Reality Goggles：A Pilot Study[20]

VR ゴーグルを用いて緑内障患者の活動制約を評価する研究. 93名の開放隅角緑内障患者(軽症54名, 中等度22名, 重症17名)を対象とした.

視覚関連活動制約は glaucoma activity limitation-9 と visual function questionnaire-utility index で評価した. また, それらの計量心理学的要素は Rasch 分析で評価した.

VR ゴーグルを用いた機能検査 VR-glaucoma visual function test(VR-GVFT)は, 十分に妥当性を検証されている検査法である Cambridge glaucoma visual function test(CGVFT)および assessment of visual disability related to vision (ADREV)に基づいて作られた. 具体的には, VR-GVFT は, ADREV に基づいて作成された CGVFT をさらに洗練したうえで, 各項目が事前に設定した Rasch 計測値をパスするまで分析を繰り返すことで作成された. 合計38項目からなり, 最初の14項目は静止テスト項目で180°の VR 画像から静止物を探すテストである. 残りの24項目はビデオテストで, キーとなるイベントへの反応が記録される. これらの項目の一部は緑内障の重症度等と関連を認めた.

スマートフォンベースの VR を用いた評価は, 緑内障性視野障害に関連する活動制限を評価する可搬的で客観的なシミュレーションテストである可能性がある.

3. その他

a) A Smartphone-based system for assessing intraocular pressure[21]

スマートフォンに低コストのアタッチメントを装着して fixed-force 型眼圧計とし(図4), 眼球と接触させてその先端の形状を記録する. そして, 眼球との接触部から得られたリングを画像処理することで眼圧を推定する. 2つの豚眼で眼圧を変動させて計測したところ, それぞれ0.89および0.88の相関を示した.

おわりに

　本稿では，スマートフォンと組み合わせて用いるアプリやアタッチメントに関する後眼部の論文について，それぞれその内容を簡単にまとめた．論文として報告されていないものはおそらく数え切れないほど開発されているだろう．ここでまとめたものが，今後眼科医療がどのように変わる可能性があるかを考える一助となれば幸いである．

文　献

1) Kim Y, Chao DL：Comparison of smartphone ophthalmoscopy vs conventional direct ophthalmoscopy as a teaching tool for medical students：the COSMOS study. Clin Ophthalmol, **13**：391-401, 2019.

2) Mamtora S, Sandinha MT, Ajith A, et al：Smart phone ophthalmoscopy：a potential replacement for the direct ophthalmoscope. Eye(Lond), **32**(11)：1766-1771, 2018.

3) Wu AR, Fouzdar-Jain S, Suh DW：Comparison Study of Funduscopic Examination Using a Smartphone-Based Digital Ophthalmoscope and the Direct Ophthalmoscope. J Pediatr Ophthalmol Strabismus, **55**(3)：201-206, 2018.

4) Muiesan ML, Salvetti M, Paini A, et al：Ocular fundus photography with a smartphone device in acute hypertension. J Hypertens, **35**(8)：1660-1665, 2017.

5) Toy BC, Myung DJ, He L, et al：Smartphone-Based Dilated Fundus Photography and Near Visual Acuity Testing as Inexpensive Screening Tools to Detect Referral Warranted Diabetic Eye Disease. Retina, **36**(5)：1000-1008, 2016.

6) Kim TN, Myers F, Reber C, et al：A Smartphone-Based Tool for Rapid, Portable, and Automated Wide-Field Retinal Imaging. Transl Vis Sci Technol, **7**(5)：21, 2018.

7) Ryan ME, Rajalakshmi R, Prathiba V, et al：Comparison Among Methods of Retinopathy Assessment(CAMRA)Study：Smartphone, Non-mydriatic, and Mydriatic Photography. Ophthalmology, **122**(10)：2038-2043, 2015.

Summary　スマートフォンカメラと通常の眼底

カメラで糖尿病，網膜症検出能を比較した論文．

8) Ali ZC, Silvioli R, Rajai A, et al：Feasibility of Use of a Mobile Application for Nutrition Assessment Pertinent to Age-Related Macular Degeneration(MANAGER2). Transl Vis Sci Technol, **6**(1)：4, 2017.

9) Brady CJ, Eghrari AO, Labrique AB：Smartphone-Based Visual Acuity Measurement for Screening and Clinical Assessment. JAMA, **314**(24)：2682-2683, 2015.

10) Elloumi Y, Akil M, Kehtarnavaz N：A mobile computer aided system for optic nerve head detection. Comput Methods Programs Biomed, **162**：139-148, 2018.

11) Khedekar A, Devarajan B, Ramasamy K, et al：Smartphone-based application improves the detection of retinoblastoma. Eye(Lond), **33**(6)：896-901, 2019.

12) Meng QU, Chun NI, Mufan C, et al：Automatic diabetic retinopathy diagnosis using adjustable ophthalmoscope and multi-scale line operator. Pervasive Mob Comput, **41**：490-503, 2017.

13) Rajalakshmi R, Subashini R, Anjana RM, et al：Automated diabetic retinopathy detection in smartphone-based fundus photography using artificial intelligence. Eye(Lond), **32**(6)：1138-1144, 2018.

14) Xu X, Ding W, Wang X, et al：Smartphone-Based Accurate Analysis of Retinal Vasculature towards Point-of-Care Diagnostics. Sci Rep, **6**：34603, 2016.

15) Russo A, Mapham W, Turano R, et al：Comparison of Smartphone Ophthalmoscopy With Slit-Lamp Biomicroscopy for Grading Vertical Cup-to-Disc Ratio. J Glaucoma, **25**(9)：e777-781, 2016.

16) Bastawrous A, Giardini ME, Bolster NM, et al：Clinical Validation of a Smartphone-Based Adapter for Optic Disc Imaging in Kenya. JAMA Ophthalmol, **134**(2)：151-158, 2016.

17) Wintergerst MWM, Brinkmann CK, Holz FG, et al：Undilated versus dilated monoscopic smartphone-based fundus photography for optic nerve head evaluation. Sci Rep, **8**(1)：10228, 2018.

18) Tsapakis S, Papaconstantinou D, Diagourtas A, et al：Visual field examination method using

virtual reality glasses compared with the Humphrey perimeter. Clin Ophthalmol, **11** : 1431-1443, 2017.

19) Tsapakis S, Papaconstantinou D, Diagourtas A, et al : Home-based visual field test for glaucoma screening comparison with Humphrey perimeter. Clin Ophthalmol, **12** : 2597-2606, 2018.

20) Goh RLZ, Kong YXG, McAlinden C, et al : Objective Assessment of Activity Limitation in Glaucoma with Smartphone Virtual Reality Goggles : A Pilot Study. Transl Vis Sci Technol, **7** (1) : 10, 2018.

21) Mariakakis A, Wang E, Patel S, et al : A smartphone-based system for assessing intraocular pressure. Conf Proc IEEE Eng Med Biol Soc, **2016** : 4353-4356, 2016.

特集／スマホと眼 Pros & Cons

ブルーライトとスマートフォン

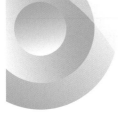

栗原俊英*

Key Words : 青色 LED(blue light-emitting diode)，ブルーライト・ハザード(blue light hazard)，網膜光障害(retinal photodamage)，概日リズム(circadian rhythm)，内因性感受性網膜神経節細胞(intrinsic photosensitive retinal ganglion cell)

Abstract : 現在スマートフォンの画面表示は青色 LED(light-emitting diode)の技術開発により成り立っている．LED は従来の光源と比べ青色成分が大きく，スマートフォンの使用により，「ブルーライト・ハザード」と呼ばれる青色光曝露による網膜光障害が懸念されるが，実際に市販されているディスプレイは工業規格により波長と照度が定められており網膜障害を引き起こす可能性は極めて低い．一方，網膜内層に存在する ipRGC(内因性感受性網膜神経節細胞)網膜視細胞は青色光刺激で活性化し，中枢の生物時計である視交叉上核に投射することで概日リズムを制御している．夜間のスマートフォンの使用により，概日リズムの乱れ，睡眠障害，認知機能低下が引き起こされる可能性が報告されており，使用時間の在り方や，夜間使用時の青色光遮断を検討する必要が示唆されている．

はじめに

青色 LED(light-emitting diode)の開発により，照明，ディスプレイへの応用が広がり我々はその恩恵を受けている．現在スマートフォンの画面に使われている表示技術は液晶ディスプレイ(LCD : liquid-crystal display)から有機 LED(OLED : organic light-emitting diode)に移行しつつあるが，いずれも青色 LED 技術を応用したものであり，いわゆる "ブルーライト・ハザード" が懸念されている．ブルーライト・ハザードとは，可視光のなかでも波長の短い青色光領域の比較的短時間の光曝露による網膜光障害の動物実験結果がHam らによって報告され[1]，その後多くの追試がなされた．現在では，このブルーライト・ハザー

ドも考慮したうえで，レーザーを除くあらゆる光源の安全性が波長・照度・曝露時間を念頭に算出され，光生物学的安全性国際規格(IEC62471)として規定され，日本国内でも工業規格として定められている(JIS C7550)．この規格は既報の実験結果をもとに十分な余地をとって閾値を定めており，販売出荷されているスマートフォンを含む電子ディスプレイはこの規格に準拠している．一方，これら人工照明の生体に与える影響はその確立からの期間が限られており，未だ不明な点が多い．本稿では，網膜光障害を中心にブルーライトが生体に及ぼす可能性がある生物学的特性について論じたい．

ブルーライト・ハザード

眼内に投射される光のうち，短い波長は網膜に到達する前に角膜，水晶体によって吸収される．紫外線(UV : ultraviolet)のうち 295 nm 以下の

* Toshihide KURIHARA，〒160-8582　東京都新宿区信濃町 35　慶應義塾大学医学部眼科学教室，専任講師

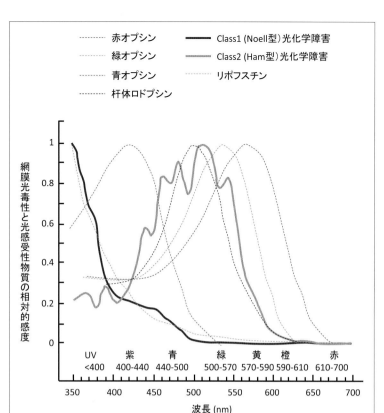

図 1.
網膜光毒性と網膜発色団の吸収スペクトル
12 時間以上の長時間光曝露では青〜緑色光
領域（400〜580 nm）で網膜障害の感度がピー
クを迎える（クラス I（Noell 型）光化学障害）.
これは，最大吸収波長 498 nm の杆体ロドプ
シン吸収スペクトルと一致する．一方，それ
以下の短時間曝露では，青色光領域（390〜
500 nm 付近）で網膜が障害を受けやすく（ク
ラス II（Ham 型）光化学障害），網膜色素上皮
（RPE）細胞内のリポフスチン吸収スペクト
ルに一致する．錐体フォトプシンの吸収ス
ペクトルと網膜光障害の感受性は一致しない.
（栗原俊英，石田　晋：網膜光毒性：現状評
価と課題．ブルーライトテキストブック（坪
田一男編），金原出版，pp. 34-39，2016. よ
り引用改変）

UV-B 領域は角膜で吸収され，360 nm 以下の UV-A 領域は水晶体で吸収される[2]．波長が短くなる
ほど光が強いエネルギーを持つことは物理学的に明らかなので[3]，網膜に到達する光，すなわち可
視光のうち最も波長が短い紫に強い毒性があると予想することができる．しかしながら，動物実
験によると 12 時間以上の長時間光曝露では青〜緑色光領域（400〜580 nm）で網膜障害がピークを
迎え[4]，それ以下の短時間曝露では，青色光領域（390〜500 nm 付近）で網膜が障害を受けやすいこ
とが示され（図1）[1]，これまでに多くの研究グループによって追試されている（図2）[5]〜[7].

光が生体組織に障害を与える際，熱による反応（光熱障害），物理的な反応（光機械的障害），生化
学的反応（光化学障害）が考えられる[8]．眼科臨床で用いられるアルゴンレーザー等による網膜光凝
固は，組織の温度上昇に伴う代表的な光熱障害であり，YAG レーザーやフェムトセカンドレーザー
による角膜や水晶体嚢切開は光機械的障害である．ベルテポルフィンを用いた光線力学的療法
（photodynamic therapy：PDT）は一種の光化学障害を利用した治療法である．強い光曝露が視力
障害を及ぼすことは昔からよく知られており，紀元前の哲学者プラトンによる書物にも，「師匠の
ソクラテスは日食を観察する際，直接太陽を見てはいけないと言った」という記述があったといわ
れている[9]．太陽光を直視した後に生じる日光網膜症や，加齢黄斑変性，網膜色素変性の進行に関
与しうる日常的な光曝露による網膜障害は主に光化学障害によるものである．Noell らは 1,200〜
2,500 lux といった一般的な照度の室内光で飼育したラットに網膜変性が生じることを偶然発見
し[4]，機械的障害でも熱的障害でもない光化学障害が提唱された.

光化学障害を考えるうえで，我々が光を網膜で感じる仕組みを理解しておく必要がある．網膜に
到達した光は最外層にある視細胞に発現するロドプシンやフォトプシンといった光受容体タンパク
「オプシン」で受け止められる．オプシンは 7 回膜貫通型 G タンパク質共役型受容体であり，ビタミ

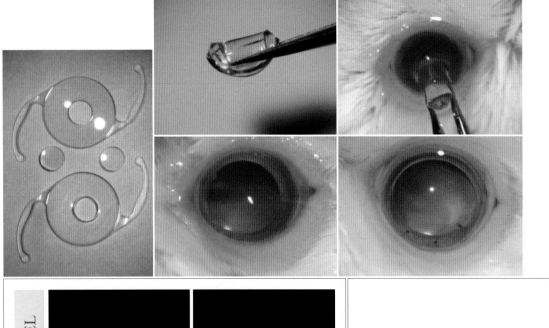

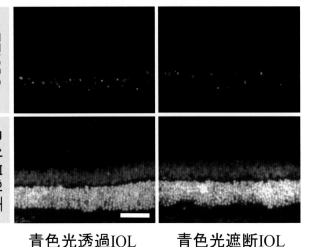

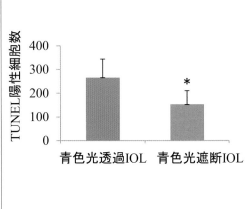

図 2. マウス IOL 挿入モデルによるブルーライト・ハザードの検証

a	b	c
	d	e
f		g

a〜e：マウス IOL 挿入モデル

a：青色光透過眼内レンズ(IOL：intraocular lens)と青色光遮断(黄色着色)IOL を
それぞれ 2 mm でくり抜く.

b：くり抜いた IOL を折り曲げる.

c：角膜切開から IOL を挿入する.

d：粘弾性物質を除去し，IOL の位置を整える.

e：11-0 ナイロンで 3〜5 針角膜を縫合する.

f，g：マウス IOL 挿入モデルに対して，白色光曝露(5,000 lux, 24 時間)から 48 時
間後の視細胞アポトーシスの割合を青色光透過 IOL 挿入眼と青色光遮断 IOL 挿入
眼で比較した.

f：上図は，TUNEL 法にて DNA が断片化したアポトーシスに至る細胞を示す. 下
図は，Hoechst(白)による核染色と TUNEL 陽性細胞(赤)の重ね合わせを示す. ス
ケールバーは 50 μm.

g：視神経乳頭を含む 1 切片あたりの TUNEL 陽性細胞数を示す(n＝6). 青色光透
過 IOL に比較して青色光遮断 IOL は統計学的に有意($*P<0.05$)に視細胞アポトー
シスを抑制した.

(Kurihara T, et al：Retinal phototoxicity in a novel murine model of intraocular
lens implantation. Molecular Vision, 15：2751-2761, 2009. より引用改変)

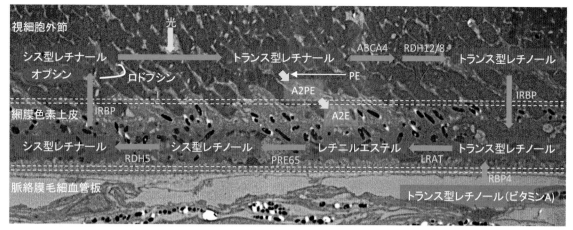

図 3. 視覚サイクルと A2E の蓄積

体内に取り込まれたビタミン A(レチノール)は血中から RBP4 によって網膜色素上皮(RPE)細胞へ取り込まれ,LRAT によりレチニルエステルへと変換されたのち,RPE65 によってシス型レチノールに異性化される.その後,RDH5 にてシス型レチナールへ変換され,視細胞外節へ輸送されたのちにオプシンとシッフ塩基結合することによってロドプシン(シス型レチナールとオプシンの結合体)が構成される.

光を受容するとシス型レチナールはトランス型レチナールへ異性化し,オプシンから遊離する.トランス型レチナールは ABCA4 にて細胞膜から細胞質側へ輸送され,RDH12 および RDH8 にてトランス型レチノールへ還元される.

この一連の視覚サイクルの過程で,トランス型レチナールは視細胞の細胞膜に豊富に存在するリン脂質ホスファチジルエタノールアミン(PE)と結合し,さらにもう 1 分子トランス型レチナールが重合すると A2PE が生成される.A2PE は RPE 細胞に貪食されたのち切断され A2E となり,青色光曝露依存的に酸化ストレスを介して細胞毒性を生じる.

(栗原俊英,石田 晋:網膜光毒性:現状評価と課題.ブルーライトテキストブック,金原出版,pp. 34-39,2016.／Kurihara T, et al:Targeted deletion of Vegfa in adult mice induces vision loss. J Clin Invest, 122(11):4213-4217, 2012. より引用改変)

ン A 誘導体のレチナールが光受容部位としてシッフ塩基を介して結合している.杆体視細胞は最大吸収波長が 498 nm のロドプシンを発現し,3 種類の錐体視細胞にはそれぞれ青オプシン(最大吸収波長 420 nm),緑オプシン(同 534 nm),赤オプシン(同 564 nm)といったフォトプシン(錐体オプシン)が発現している.先述した青〜緑色光領域(400〜580 nm)でピークとなる長時間光曝露による網膜光障害は,クラス I(Noell 型)光化学障害と呼ばれ,杆体ロドプシンの吸収領域と一致している.

動物型のオプシンが持つレチナールは,光を受容するとシス型からトランス型へ異性化し,オプシンが結合する G タンパク質(ロドプシンの場合はトランスデューシン)を活性化する.異性化したトランス型のレチナールはオプシンから離れ,網膜色素上皮(RPE:retinal pigment epithelium)

細胞へ取り込まれた後,RPE 細胞内に存在する RPE65 と呼ばれる酵素によって再びシス型へ異性化された後,視細胞へ戻される.この一連のビタミン A 代謝経路を視覚サイクルと呼ぶが,この経路の過程でトランス型レチナールの一部が細胞膜に存在するリン脂質と結合し,A2E と呼ばれる代謝副産物として RPE 細胞内へ蓄積する可能性がある(図 3).先述した比較的短時間光曝露による網膜障害はクラス II(Ham 型)光化学障害と呼ばれ,390〜500 nm 付近で網膜障害がピークとなるが,A2E の最大吸収波長 435 nm と一致している.A2E が青色光曝露によって細胞に酸化ストレスを介して障害を与えることが報告され[10],加齢とともに RPE 細胞へ蓄積するリポフスチンの主な成分である A2E がブルーライト・ハザードの作用点ではないかと考えられている[10)11].

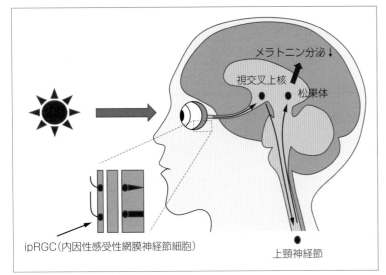

図 4.
ipRGC による概日リズムの制御
視覚に関与しないメラノプシン(OPN4：opsin 4)と呼ばれる特異的な光受容体タンパクを有する ipRGC(内因性感受性網膜神経節細胞)が網膜最内層に存在する．OPN4 の最大吸収波長は 460〜480 nm の青色領域であり，青色光で活性化された ipRGC は直接の投射先である視交叉上核(中枢生物時計)を経て，松果体からのメラトニン分泌を日中抑制し，概日リズムを制御している．

概日リズム

物体を認識する視覚という機能の他に，眼は全身の概日リズムを制御していることが知られている．植物・動物にかかわらず生体を構成する個々の細胞にはそれぞれ約 24 時間周期の生物時計が存在する．ほぼすべての細胞には時計遺伝子と呼ばれる遺伝子群が存在し，その転写翻訳のネガティブフィードバックにより概日リズムをつかさどる分子機構が明らかとなっている[12]〜[14]．これらは各臓器の恒常性を維持するうえで概日周期の形成に寄与し，末梢時計と呼ばれる．一方，各臓器の概日周期を同調させる中枢時計が視床下部の視交叉上核に存在し，神経性，内分泌性に作用しながら睡眠・覚醒，血圧，眼圧，体温の日内変動を調整している[15]．この内在的な概日周期は，動物種それぞれの個体でも異なっており，ヒトでは 24 時間より平均して長いため，外環境と同調するうえで網膜が重要な役割を担っている．網膜最内層に位置する網膜神経節細胞(RGC：retinal ganglion cell)の一部に，視覚に関与しない光受容体を持つ細胞が存在し，ipRGC(内因性感受性網膜神経節細胞)と呼ばれている[16]．ipRGC にはメラノプシン(OPN4：opsin 4)と呼ばれる特異的な光受容体タンパクを有し，OPN4 の最大吸収波長は 460〜480 nm の青色領域であることがわかっている[17]．青色光で活性化された ipRGC は直接の投射

先である視交叉上核を経て，松果体からのメラトニン分泌を抑制し，覚醒状態に寄与している(図4)．先述のように概日リズムは全身および各臓器の恒常性を維持するうえで重要な役割を担っており，その乱れは睡眠障害のみならず，高血圧，躁うつ病，がん等さまざまな疾患発症にかかわる可能性が指摘されている[18]．

スマートフォンディスプレイに使われる液晶ディスプレイや有機EL等は青色LED技術を利用しているため，白熱灯等，従来の人工照明と比較して ipRGC をより強く刺激する可能性があり[19]，夜間のスマートフォン使用による概日リズムの乱れが懸念されている．

おわりに

これまでに屋外光曝露と黄斑変性発症の関連について多くの疫学的な報告がなされたが[20]〜[22]，否定的な報告もあり[23]，未だ議論の余地がある．培養細胞や動物モデルを用いた実験で示される細胞・組織障害は，極端に強い刺激による結果の可能性があり，スマートフォン等で使われる電子ディスプレイは過去に報告された実験結果を基に定められた工業規格に準拠して製造販売されている．培養細胞に対する青色光毒性についての論文報告[24]に対して青色光で失明するという報道がなされたため，米国眼科学会(AAO：American Academy of Ophthalmology)が，「スマートフォ

ンからの青色光では失明しない」という声明を出した(https://www.aao.org/eye-health/news/smartphone-blue-light-is-not-blinding-you).

　上述したような懸念が実際の生活のなかでのスマートフォン使用でありうるのか検証がされ始めている.実際,電子デバイスの夜間使用により睡眠,概日リズム,翌朝の清明さが低下することが報告された[25].横断研究として,幼児[26]や中高生[27]を対象にした調査で,タブレットやスマートフォンの使用が睡眠障害を引き起こす可能性が示され,スマートフォンを見る時の眼からの距離が近いほど睡眠の質が低下することが指摘されている[28].韓国の研究グループが青色光を発する従来型スマートフォンの夜間使用を,青色光を発しないスマートフォン夜間使用と無作為二重盲検クロスオーバー比較試験を行ったところ,眠気尺度アンケート(ESS:Epworth sleepiness scale)における「眠気」の減少と持続課題テスト(CPT:continuous performance test)における「押し間違い」の増加が統計学的に有意にみられた[29].

　このように,スマートフォンの使用が直接的にブルーライト・ハザードとして網膜光障害を引き起こす可能性は極めて低いものの,網膜に存在するipRGCが夜間に刺激されれば,メラトニン分泌低下による概日リズムの乱れから,睡眠障害,認知機能の低下が引き起こされる可能性が明らかとなってきた.青色光が網膜に与える影響を考慮し,今後は適切なスマートフォンの使用時間の啓発や夜間に使用する際は青色光を遮断する仕組みを構築することで,眼と全身の健康維持につなげていく必要が考えられる.

文　献

1) Ham WT Jr, Mueller HA, Sliney DH：Retinal sensitivity to damage from short wavelength light. Nature, **260**：153-155, 1976.
2) Boettner E, Wolter J：Transmission of the ocular media. Invest Ophthalmol, **1**：776-783, 1962.
3) Einstein A：Concerning an Heuristic Point of View Toward the Emission and Transformation of Light. Annalen der Physik, **17**：132-148, 1905.
4) Noell WK, Walker VS, Kang BS, et al：Retinal damage by light in rats. Invest Ophthalmol, **5**：450-473, 1966.
5) Tanito M, Kaidzu S, Anderson R：Protective effects of soft acrylic yellow filter against blue light induced retinal damage in rats. Exp Eye Res, **83**：1493-1504, 2006.
6) Nilsson S, Textorius O, Andersson BE, et al：Clear PMMA versus yellow intraocular lens material. An electrophysiologic study on pigmented rabbits regarding"the blue light hazard". Prog Clin Biol Res, **314**：539-553, 1989.
7) Kurihara T, Omoto M, Noda K, et al：Retinal phototoxicity in a novel murine model of intraocular lens implantation. Mol Vis, **15**：2751-2761, 2009.
　　　Summary　マウスIOL挿入モデルにより,ブルーライト・ハザードを検証した文献.
8) Boulton M, Rozanowska M, Rozanowski B：Retinal photodamage. J Photochem Photobiol B, **64**：144-161, 2001.
9) Yannuzzi LA, Fisher YL, Krueger A, et al：Solar retinopathy：a photobiological and geophysical analysis. Trans Am Ophthalmol Soc, **85**：120-158, 1987.
10) Sparrow JR, Zhou J, Ben-Shabat S, et al：Involvement of oxidative mechanisms in blue-light-induced damage to A2E-laden RPE. Invest Ophthalmol Vis Sci, **43**：1222-1227, 2002.
11) Parish CA, Hashimoto M, Nakanishi K, et al：Isolation and one-step preparation of A2E and iso-A2E, fluorophores from human retinal pigment epithelium. Proc Natl Acad Sci USA, **95**：14609-14613, 1998.
12) Zehring WA, Wheeler DA, Reddy P, et al：P-element transformation with period locus DNA restores rhythmicity to mutant, arrhythmic Drosophila melanogaster. Cell, **39**：369-376, 1984. doi：10.1016/0092-8674(84)90015-1
13) Reddy P, Zehring WA, Wheeler DA, et al：Molecular analysis of the period locus in Drosophila melanogaster and identification of a transcript involved in biological rhythms. Cell, **38**：701-710, 1984. doi：10.1016/0092-8674(84)90265-4

14) Bargiello TA, Young MW：Molecular genetics of a biological clock in Drosophila. Proc Natl Acad Sci USA, **81**：2142-2146, 1984. doi：10.1073/pnas. 81.7.2142

15) Tsuchiya S, Sugiyama K, Van Gelder RN：Adrenal and Glucocorticoid Effects on the Circadian Rhythm of Murine Intraocular Pressure. Invest Ophthalm Vis Sci, **59**：5641-5647, 2018. doi：10.1167/iovs.18-24785

16) Berson DM, Dunn FA, Takao M：Phototransduction by retinal ganglion cells that set the circadian clock. Science, **295**：1070-1073, 2002. doi：10.1126/science. 1067262

17) Hattar S, Liao HW, Takao M, et al：Melanopsin-containing retinal ganglion cells：architecture, projections, and intrinsic photosensitivity. Science, **295**：1065-1070, 2002. doi：10.1126/science. 1069609

18) Hatori M, Gronfier C, Van Gelder RN, et al：Global rise of potential health hazards caused by blue light-induced circadian disruption in modern aging societies. NPJ Aging Mech Dis, **3**：9, 2017. doi：10.1038/s41514-017-0010-2

19) O'Hagan JB, Khazova M, Price LL：Low-energy light bulbs, computers, tablets and the blue light hazard. Eye (Lond), **30**：230-233, 2016. doi：10.1038/eye.2015.261

20) Taylor HR, West S, Muñoz B, et al：The long-term effects of visible light on the eye. Arch Ophthalmol, **110**：99-104, 1992.

21) Cruickshanks KJ, Klein R, Klein BE, et al：Sunlight and the 5-year incidence of early age-related maculopathy：the beaver dam eye study. Arch Ophthalmol, **119**：246-250, 2001.

22) Tomany SC, Cruickshanks KJ, Klein R, et al：Sunlight and the 10-year incidence of age-related maculopathy：the Beaver Dam Eye Study. Arch Ophthalmol, **122**：750-757, 2004.

23) Darzins P, Mitchell P, Heller RF：Sun exposure and age-related macular degeneration. An Australian case-control study. Ophthalmology, **104**：770-776, 1997.

24) Ratnayake K, Payton JL, Lakmal OH, et al：Blue light excited retinal intercepts cellular signaling. Scientific reports, **8**：10207, 2018. doi：10.1038/s41598-018-28254-8

25) Chang AM, Aeschbach D, Duffy JF, et al：Evening use of light-emitting eReaders negatively affects sleep, circadian timing, and next-morning alertness. Proc Natl Acad Sci USA, **112**：1232-1237, 2015. doi：10.1073/pnas.1418490112

26) Chindamo S, Buja A, DeBattisti E, et al：Sleep and new media usage in toddlers. Eur J Pediatr, **178**：483-490, 2019. doi：10.1007/s00431-019-03318-7

27) Munezawa T, Kaneita Y, Osaki Y, et al：The association between use of mobile phones after lights out and sleep disturbances among Japanese adolescents：a nationwide cross-sectional survey. Sleep, **34**：1013-1020, 2011. doi：10.5665/sleep.1152

28) Yoshimura M, Kitazawa M, Maeda Y, et al：Smartphone viewing distance and sleep：an experimental study utilizing motion capture technology. Nat Sci Sleep, **9**：59-65, 2017. doi：10.2147/nss.S123319

29) Heo JY, Kim K, Fava M, et al：Effects of smartphone use with and without blue light at night in healthy adults：A randomized, double-blind, cross-over, placebo-controlled comparison. J Psychiatr Res, **87**：61-70, 2017. doi：10.1016/j.jpsychires.2016.12.010

MB OCULI. No. 88：59−64, 2020

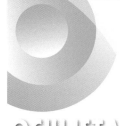

特集／スマホと眼 Pros & Cons

視覚障害者への スマートフォン活用

三宅 琢*

OCULISTA

Key Words： ロービジョンケア（low vision care），デジタルビジョンケア（digital vision care），ICT，iPhone

Abstract： 筆者はこれまでにスマートフォンやタブレット端末等の ICT 機器によるロービジョンケアへの活用をデジタルビジョンケアと称して解説してきた[1][2]．これら端末には視覚障害者が利用することを想定したアプリケーションソフトウェア（以下，アプリ）が多数存在し，従来のロービジョンエイドとあわせて利用することで視覚障害者が情報へのアクセス障害や移動障害に陥ることを予防するツールとして活用されている．

また近年，音声でコントロール可能なスマートスピーカー等の人工知能 AI を搭載したスマート家電も登場し活用の可能性を報告した[3]．本稿では AI を搭載し一般的に普及している iPhone に代表されるスマートフォンの視覚障害者への活用の可能性について簡単に解説する．

背 景

かつてより視覚障害者は移動障害を伴う情報障害者と表現されてきた．インターネットが広く普及した現在の情報社会において，情報の入手発信の方法の主体は印刷物中心からデジタル情報とインターネット環境に大きく依存する形に変化し，高齢者も含めインターネットの利用率は増加傾向にある（図 1）．

最も一般的に普及している ICT 端末であるスマートフォン（以下，スマホ）の保有率は 20 代が 94.5%，60 代が 44.6% であり全世代を通して増加傾向にあり生活必需品である（図 2）．

上記背景を踏まえ，本稿では移動障害と情報障害を有する視覚障害者が，情報社会での情報支援ツールとしてスマホを使うことの意義と活用の事例について簡単に解説する．

移動支援としてのスマホ活用

スマホには端末の位置情報を通知する GPS（global positioning system）機能が搭載されているため，外出時のナビゲーションとして利用することが可能である．また視覚障害者の利用を前提とした安価な移動支援アプリが多数存在している（図 3〜6）．

これらは，患者の視機能やニーズに合わせて選択することが可能であり，また複数のアプリを同時に機能させることも可能なためその活用の使用方法は多岐にわたる．

情報支援

端末背面のカメラの解像度や文字・画像認識機能の向上に伴って情報支援アプリも多数登場し，視覚障害者における情報障害を軽減するためのロービジョンエイドとして機能する（図 7〜9）．

日常生活で必要とされるさまざまな情報は画像・文字認識機能の向上や遠隔支援システムの実用化に伴い軽減されつつある．今後は外出時のメ

* Taku MIYAKE, 〒160-8402 東京都新宿区新宿 6-1-1 東京医科大学眼科学教室，兼任助教

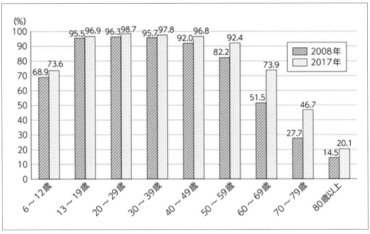

図 1. 個人のインターネット利用者の割合の変化
（総務省「通信利用動向調査」（各年）より作成）

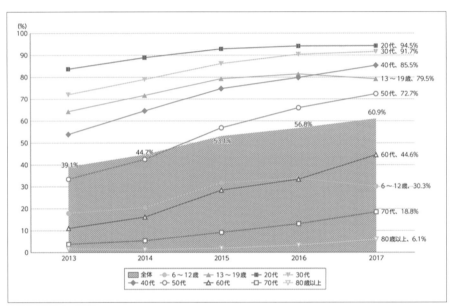

図 2. スマートフォンの個人保有率の推移
（総務省「通信利用動向調査」（各年）より作成）

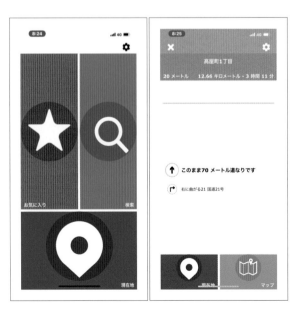

a｜b

図 3.
ViaOpta Nav
視覚障害者が利用することを前提とした音声情報のみ
で移動支援を行うアプリ．音声コントロールでの使用
を想定して簡素化された検索画面(a)，音声でのナビ
ゲーションを想定したナビゲーション時の表示(b)
（アプリ名：ViaOpta Nav，販売元：Novartis Pharma-
ceuticals Corporation）

10:01
ガイド情報　駅から家までのガイド
再生中: (10/24)
10/24

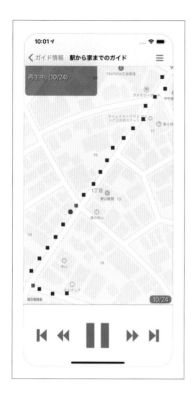

◀図 4.
ナビレコ視覚障害者向け歩行ガイド再生アプリ
GPS と音声情報を紐付けることで，音声ガイドで道案内を行うアプリ．ユーザーが任意の地点に音声情報等を追加し，オリジナルのガイドを作成することも可能
（アプリ名：ナビレコ，販売元：Amedia Corporation）

8:21
戻る　音声　切替　共有
日本点字図書館（ＪＲ　高田馬場駅）
この地図は　認定NPO法人ことばの道案内　が作成しました。
日本点字図書館（ＪＲ　高田馬場駅）
日本点字図書館までのＪＲ　高田馬場駅　戸山口改札からおよそ徒歩５分、距離２４２メートルの道案内を行います。
目的地は戸山口改札を背にして、およそ左まえ１０時の方向にあります。
点字ブロックは、ほぼ完全に敷設してあり、道案内も点字ブロックに沿って説明します。
１　改札口を背にして通路を左まえ１１時の方向へ４メートルほどすすむと、Ｔ字形の点字ブロックがあります。参考あり。
（参考：Ｔ字形点字ブロックは右うしろ５時方向と左まえ１１時方向に分岐しています。点字ブロックの右うしろ５時方向２メートルほど先に、券売機

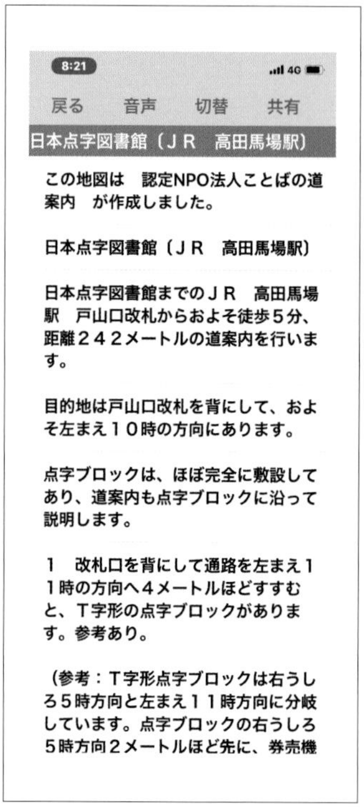

図 5. ▶
kotonavi
視覚障害者の移動時に必要となる情報を，テキストによる詳細な道案内で事前に確認できるアプリ
（アプリ名：kotonavi，販売元 KOTOBANO MICHIANNAI, N.P.O.）

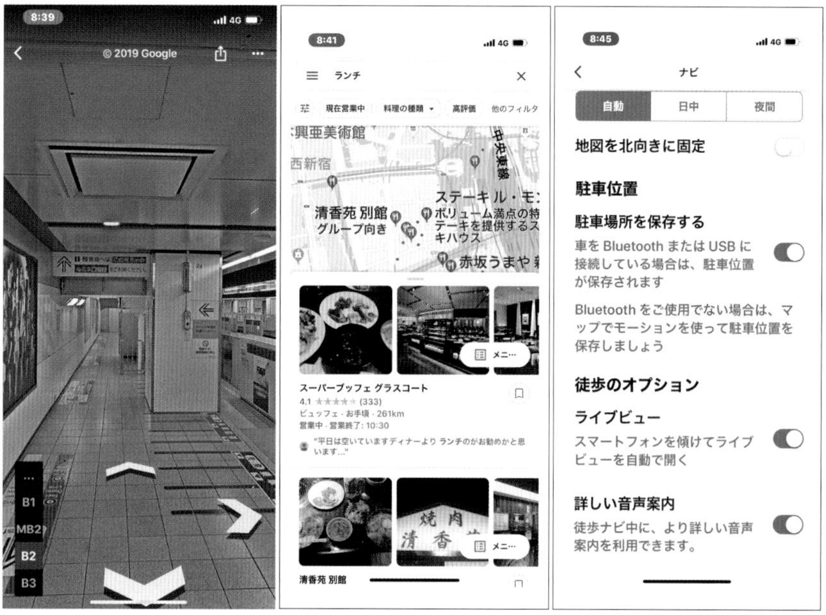

8:39
© 2019 Google
B1
MB2
B2
B3
8:41
ランチ
現在営業中　料理の種類　高評価　他のフィルタ
スーパーブッフェ グラスコート
4.1 (333)
ビュッフェ・お手頃・261km
営業中・営業終了: 10:30
清香苑 別館
8:45
ナビ
自動　日中　夜間
地図を北向きに固定
駐車位置
駐車場所を保存する
車を Bluetooth または USB に接続している場合は、駐車位置が保存されます
Bluetooth をご使用でない場合は、マップでモーションを使って駐車位置を保存しましょう
徒歩のオプション
ライブビュー
スマートフォンを傾けてライブビューを自動で開く
詳しい音声案内
徒歩ナビ中に、より詳しい音声案内を利用できます。

a｜b｜c

図 6.
Google マップ
ストリートビューモード(a)では事前に目的地への経路を歩行シミュレーションが可能．また現在地や目的地周辺の飲食店等の検索，店舗の営業時間，混雑度，メニュー，レビュー等も確認することができる(b)．ナビゲーションの設定内には視覚障害者の利用を想定した詳細な音声案内の設定が追加されている(c)．
（アプリ名：Google マップ 乗換案内 & グルメ，販売元：Google LLC）

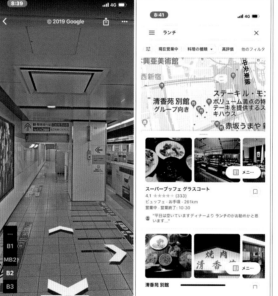

ニュー閲覧を他人に頼むこと等の心理的負担を軽減する等，より個別性の高いニーズを丁寧な問診を通して聴取し最適なアプリを紹介することが肝要である．

社会的処方としての活用

視覚障害者が移動障害を伴う情報障害者として社会から孤立しないためには，社会との接続の機会を増やすことが必要である．当事者と社会をつなぐ社会的処方として，期待されるアプリを紹介

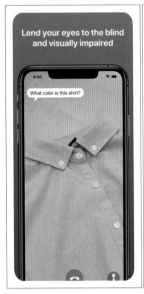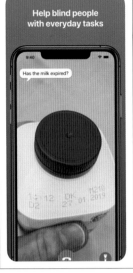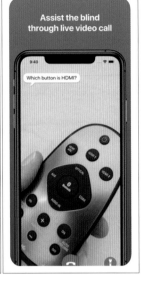

図 7.
Be My Eyes
当事者が支援を必要とする際に，アプリを起動することで同一言語を利用する支援者が数分間テレビ通話機能を利用して，世界中のボランティアが視覚情報の支援を行うアプリ
（アプリ名：Be My Eyes，発売元：S/I Be My Eyes）

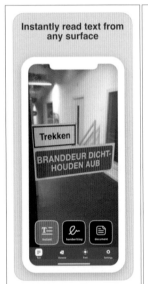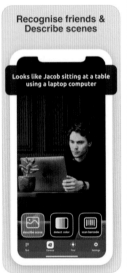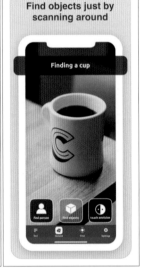

a｜b｜c

図 8.
Envision AI
端末背面カメラを利用して，テキスト認識による音声読み上げ(a)，画像認識(b)，登録したアイテムの検索(c)，顔認証等を行うことが可能なアプリ
（アプリ名：Envision AI，販売元：Envision Technologies B. V.）

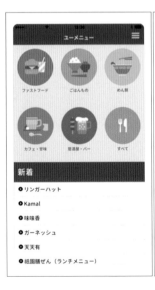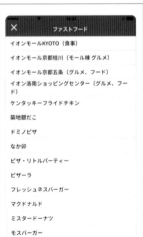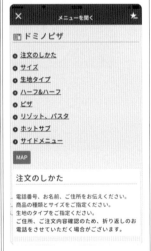

図 9.
きけるおしながきユーメニュー
主要な飲食店のメニューの詳細情報を事前に確認できるアプリ
（アプリ名：きけるおしながきユーメニュー，販売元：JIDAI KOBO，Y. K.）

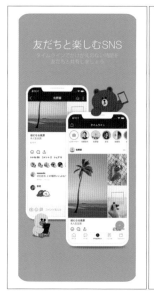
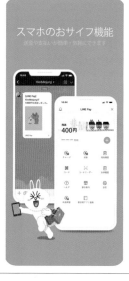
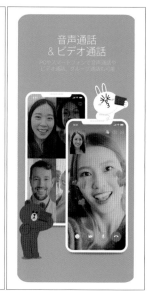

a | b | c

図 10.
LINE
音声が出るスタンプも存在し，広く視覚障害者の利用も考慮されたコミュニケーションツールとしての活用(a)，税金の支払い等の財布機能としての活用(b)，音声・テレビ通話を使用した活用(c)等の利用方法に加えて災害時の安否確認ツールとしても推奨されている．
(アプリ名：LINE，販売元：LINE Corporation)

図 11.

a | b

Siri
Siri に『何ができるの？』と問いかけることで最新の機能一覧および声かけの話し方の例を確認することが可能である．機能一覧(a)，話し方一覧(b)

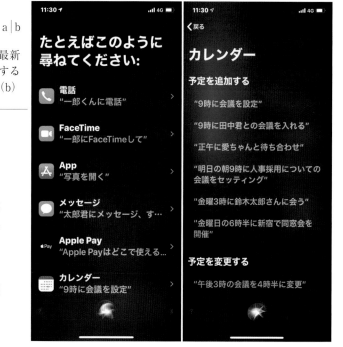

する．

　ソーシャルネットワーキングシステム(以下，SNS)の代表である LINE は世代を超えたコミュニケーションツールとして広く普及している．高齢の視覚障害者が孫等との会話ツールとしての利用を目的としてスマホを使用開始する例は少なくない．その代表である LINE は SNS 機能に加えてライフラインとしての機能を拡張している(図10)．

　視覚障害者が自立して情報を入手発信する際に有用となるのが，画面表示に依存しない完全対話型の操作が可能なスマートスピーカー等をはじめとした AI を搭載したスマート家電である．一方でスマホにも対話型のコントロールを可能とする speech interpretation and recognition interface (発話解析・認識インターフェース)AI，Siri が搭載されている．Siri では，天気予報，タイマー，スケジュール作成・確認，メール作成・送信，受信メール読み上げ等のさまざまな端末操作を音声で行うことが可能である(図11)．

　視覚障害者へ社会的処方を行う際には，視覚障害になる前にしていた趣味等の関心事を中心に問診を行い，適切なアプリを検索することが必要である(図12)．支援アプリを一覧できるサイトを紹介することも重要な社会的処方である[4]．

最後に

　生活必需品となった一般機器であるスマホには，視覚障害者の移動・情報障害や社会参加の機会喪失を軽減するアプリが多数存在する．本稿が

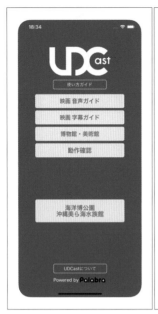 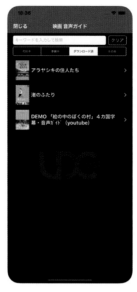 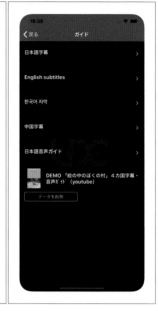

図 12. UDCast
同期情報を得ることで，スマートフォンやタブレット端末にて
字幕表示，音声ガイド再生等を行うセカンドスクリーンのアプ
リ，映画館で視覚障害者が映画を楽しむことが可能
（アプリ名：UDCast，販売元：PALABRA INC.）

多くの医療者がスマホの活用方法と可能性を認知
し，正しく情報提供を行えるようになることの一
助となることを期待する．

文　献

1) 三宅　琢：ロービジョンケアとしてのデジタルデ
バイス活用．あたらしい眼科，**35**(5)：625-630，
2018.
2) 三宅　琢：多機能電子端末(iPad 2)のロービジョ
ンエイドとしての有用性．臨床眼科，**66**(6)：831-
836，2012.
3) 三宅　琢：AI による視覚障害者支援．あたらし
い眼科，**36**(4)：495-499，2019.
Summary ICT 端末に搭載された AI（人工知能）
が今後どのようにロービジョンケアとして活用
できるか紹介．
4) 東京都障害者 IT 支援センター web ページ
(https://www.tokyo-itcenter.com/700link/
sm-iphon4.html)

MB OCULI. No. 88：65-68, 2020

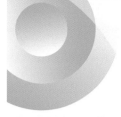

特集／スマホと眼 Pros & Cons

遠隔診療とスマートフォンの可能性

小橋英長*

Key Words： 遠隔診療(telemedicine)，スマートフォン(smartphone)，眼圧(intraocular pressure)，internet of things：IoT，アドヒアランス(adherence)

Abstract：スマートフォンは，高性能なデジタルカメラや高速通信技術を用いることができるため，画像所見を多く扱う遠隔眼科診療と親和性が高い．さらに通信可能な医療機器や他デバイスと接続することで，遠隔で眼球のバイオメトリーのモニタリングが可能になる．本稿では，眼圧をモニタリングできる遠隔診療デバイスを中心に紹介する．

本邦における遠隔診療の法整備

2019年12月現在，本邦でスマートフォンまたは電話回線等の情報通信機器を用いたオンラインによる医師対患者の遠隔診療を行うことは可能である．しかし，遠隔診療に関する法制度として，医師法や医療法といった法律や療養担当規則，それらの解釈としての通知や事務連絡が厚生労働省から発出されており，それらを十分に理解したうえで遠隔診療を行う必要がある．遠隔診療は一般的には医師対患者の遠隔医療である doctor to patient(以下，D to P)遠隔医療を意味する．医師法20条(1948年成立)では医師の無診察治療等の禁止が明記されていたが，通信技術の発展によって，1997(平成9)年に対面診療でなくても，リアルタイムにビデオ動画を介して非対面で診察ができる通知がでた(平成9年通知)．以降，「対象患者は僻地・離島でなくても良い」「患者の対象疾患は限定されない」等の規制が解禁されてきた．最近では，政府よりビックデータや人工知能を活用し，予防・健康管理や遠隔診療を進め，質の高い医療を実現していく趣旨が示された(2016年第2回未来投資会議)．最終的に，2018年3月に厚生労働省から告示が出され，「平成30年度診療報酬改定」が確定し，「オンライン診療料」，「オンライン医学管理料」，「オンライン在宅管理料」が新設された．

眼科領域における遠隔診療

スマートフォンを用いた前眼部や後眼部の眼科遠隔診療は，他執筆者が記す．筆者は「誰でも簡単に使える眼圧計の開発」に取り組んでおり，緑内障患者向けに眼圧を遠隔からモニタリングできるシステムを紹介する．

現在，クリニック以外で眼圧を自己測定できる医療機器は，Icare® HOME(Icare Finland Oy社製)と SENSIMED Triggerfish®(Sensimed SA社製)である．しかしながら，緑内障患者が日常生活のなかで，簡便に眼圧をモニタリングできるまでには至っていない．緑内障治療は，早期に介入することで病期の重症化や失明を回避できるが，外来通院の手間がかかるために重症化するまで未治療であることがある．オンライン診療がうまく機能すると，そういった潜在的な患者が治療や眼圧

* Hidenaga KOBASHI，〒160-8582　東京都新宿区信濃町35　慶應義塾大学医学部眼科学教室，特任講師

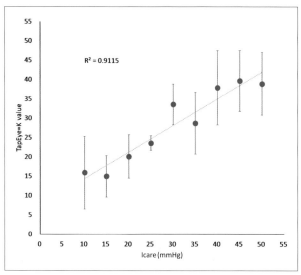

図 1. 豚眼を用いたタップアイ（TapEye）と既存眼圧計
Icare® TA01i の相関関係

のモニタリングに参加できるだけでなく，アドヒ
アランスや利便性も向上すると期待さる．眼科臨
床でも，日常生活の眼圧の変化を動的に評価でき
るため，病態の解明や治療の効率性を向上できる
可能がある．さらに，緑内障急性発作はしばしば
内科や脳神経外科を受診して，緑内障と診断し治
療を開始するまでに時間を要することがあるが，
もし誰でも使用できる眼圧計が存在すれば，緊急
時対応が効率化されて，患者の不利益が軽減され
る．

　2018 年から開発を進めている自己測定眼圧計
タップアイは，眼瞼上から角膜面に垂直方向に押
した際の反発力を定量化する原理である．眼圧値
は mmHg へ表記できるように，最適化できるア
ルゴリズムを開発中であるが，ここでは簡易的な
表記としてバネ定数 K-value とする．なお試作機
の外観は，現在特許公開前のため非公開とする．
Leonardi らの既報[1]にならって，Icare® TA01i
（Icare Finland Oy 社製）と比較した．対象は摘出
後 12 時間以内の豚眼である．豚眼の強角膜を
Barron 氏人工前房に設置し，5 ml シリンジから
生理食塩水を注射することで眼圧を変動させた．
Icare® をベースラインとして，5 mmHg ずつ 10 か
ら 50 mmHg まで変動させて行った．Icare® 測定
時は，先端プローブを角膜面に直接させて 5 回連
続した平均値をベースラインとした．タップアイ

測定時は，豚眼眼球軟部組織を眼瞼に模して角膜
面に乗せて，5 回連続測定した．タップアイと
Icare® の相関関係を図 1 に示す．それぞれの測定
値 K-value と mm Hg は統計学に有意な相関関係
を示した（$p < 0.001$，$R^2 = 0.9115$）．今後は本機器
のアルゴリズムを最適化して，臨床的に受け入れ
られる医療機器として開発予定である．本機器
タップアイと既存眼圧計の比較を表 1 に示す．

　SENSIMED Triggerfish® は無線通信機能付き
MEMS 圧力センサーを内蔵したコンタクトレン
ズと患者の首に装着する小さな受信機から構成さ
れる（図 2）．レンズにはアンテナ，微細な信号処
理回路，RF 送信機が内蔵され，電源は受信電波
によって供給される[2]．これによって，眼圧の 24
時間の日内変動をとらえることが可能となり，患
者個々の眼圧管理をすることで緑内障による失明
を回避できることが期待される．本邦では眼圧値
が正常範囲内である正常眼圧緑内障が多いが，そ
の病期進行には眼圧値の日内変動が大きく関与し
ている．そのため，正常眼圧緑内障に対して，コ
ンタクトレンズで持続的に眼圧値を計測できれ
ば，病態のさらなる解明と眼圧の変動に応じた治
療法の向上にも貢献することが期待できる．2016
年に FDA，2018 年に本邦 PMDA の承認を取得し
た．課題としては，付属品が煩雑であること，計
測表示が眼圧の標準単位である mmHg でないこ

表 1. 市販の眼圧計と新規眼圧計タップアイとの比較

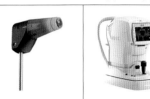

	Goldmann	ノンコン	トノペン	Icare	Triggerfish	タップアイ
原 理	圧平	圧平	圧平	反跳	電力	圧センサー
接 触	角膜	非接触	角膜	角膜	角膜	眼瞼
携帯性	×	×	○	○	○	◎
麻 酔	要	不要	要	不要	不要	不要
侵 襲	有り	少ない	有り	少ない	有り	無し
自己計測	×	×	△	○	△	◎
精 度	高い	やや低い	低・高眼圧不正確	やや高い	やや低い	不明
価格(円)	15万	100万	30万	50万	5万/CL1枚	1万
企業名	HAAG-STREIT (独)	Nidek (日)	Reichert (米)	icare (フィンランド)	SENSIMED (スイス)	未定
他特徴	ゴールドスタンダード	スクリーニング	瞼裂狭小で可能	自宅で可能	付属品が多い	瞼の上から

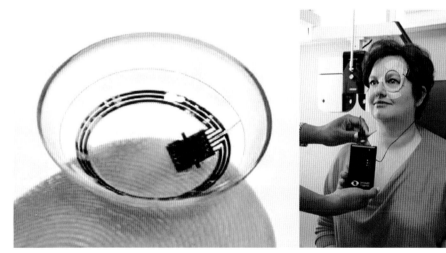

図 2. 眼圧測定用スマートコンタクトレンズ Triggerfish® の概要
(Courtesy of Sensimed AG)

と，レンズの中心厚が 585 μm と厚いこと，レンズ1枚500米ドルと高価である等が挙げられる[3]．スマートフォンや Wi-Fi から放射される電磁波によって Triggerfish® の測定値は，影響を受けないとされており[4]，今後はスマートフォンとの連動によって，遠隔診療に有用と考えられる．

服薬アドヒアランス

従来，処方された薬剤を患者が実際にどれだけ服用しているかを正確に把握することは難しかったが，通信機器の利便性の向上や低価格化，スマートフォンの普及等を背景にして，IoT(internet of things)を活用して服薬管理を行うツールが数多く登場している．眼科の点眼薬では存在しないが，さまざまな IoT 内服管理ツールが開発中または市販化されている．大塚製薬株式会社は米国で Proteus Digital Health 社と開発した極小センサーを組み込んだ錠剤「デジタルメディスン」を

FDA に申請したり，国内では NEC と共同開発した IoT 対応の「プレタールアシストシステム」用の包装容器の承認を取得した．今後は点眼瓶にセンサーを装着し，患者の点眼頻度や残量を遠隔でモニタリングできる技術が登場すると予測できる．

長年課題とされてきた服薬アドヒアランスの低さに対して，IoT の活用は 1 つの解決策になる可能性を秘めている．ただし，現状では課題も多く，広く普及するにはさらなるツールの改良やビジネスモデルの刷新も必要である．患者，医師，企業，規制当局等，さまざまなステークホルダーが協力して取り組むエコシステムを形成することが一層求められている．

最後に

今回は，眼科臨床における眼圧のモニタリングを遠隔診療の観点で，自らの開発機器を紹介した．IoT の技術革新によって，スマートフォンや医療機器を介して，医療機関に受診しなくても検査，診察，治療が可能になりつつあり，将来的には 5G 通信技術の進歩により，一層拡大していく

と予想される．遠隔診療は質の高い医療を効率的に行う手段である．遠隔診療は，直接の対面診療に代替するものではなく補完である．

文 献

1) Leonardi M, Pitchon EM, Bertsch A, et al：Wireless contact lens sensor for intraocular pressure monitoring：assessment on enucleated pig eyes. Acta Ophthalmol, **87**(4)：433-437, 2009.
2) Faschinger C, Mossböck G：Continuous 24 h monitoring of changes in intraocular pressure with the wireless contact lens sensor Triggerfish：first results in patients [in German]. Ophthalmologe, **107**：918-922, 2010.
3) Dunbar GE, Shen BY, Aref AA：The Sensimed Triggerfish contact lens sensor：efficacy, safety, and patient perspectives. Clin Ophthalmol, **11**：875-882, 2017.
4) Rabensteiner DF, Rabensteiner J, Faschinger C：The influence of electromagnetic radiation on the measurement behaviour of the triggerfish® contact lens sensor. BMC Ophthalmol, **18**(1)：338, 2018.

MB OCULI. No. 88：69－76, 2020

特集／スマホと眼 Pros & Cons

モバイルヘルスによる新しい医療ビッグデータと個別化医療へのパラダイムシフト

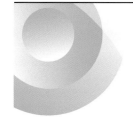

猪俣武範*

Key Words： モバイルヘルス(mobile health：mHealth)，スマートフォン(smartphone)，internet of medical things：IoMT，ビッグデータ(bigdata)，人工知能(artificial intelligence：AI)，個別化医療(personalized medicine)，先制医療(preemptive medicine)．

Abstract：医療・健康分野において，モバイル端末から医療ビッグデータを取得し，医療行為や診療サポートを行うモバイルヘルスは個々人の自己管理に有用なツールとして受け入れられ始めている．このモバイルヘルスによる新しい医療ビッグデータは，多様な個別化医療を目的として，一個体(個人)に関する膨大なデータを取得する．個別化医療を実現するためには，従来の集合的見地を個人に当てはめる one size fits for all の医療はもはや成り立たず，個別化のパターンを網羅的に調べるというパラダイムの転換が必要である．

はじめに

医療におけるビッグデータの役割は，個々の患者について，より良い健康プロファイルとより良い予測モデルを構築して，病気をより良く診断し治療できるようにすることである[1]．ビッグデータとは膨大な量のデータの集まりのことであり，データが多量(volume)，データの種類・形式が多様(variety)，データの発生・更新頻度が迅速(velocity)という3つの特徴を有する(ビッグデータの3V，図1)[2][3]．

これまでビッグデータはそのデータが巨大すぎて管理や分析が困難なためあまり活用されてこなかった．しかし，近年の情報通信技術(information and communication technology：ICT)の進歩やコンピュータ性能の飛躍的な向上に伴い活用されるようになってきた．医療・健康分野においても例外ではなく，人の健康，病気，治療等に関するビッグデータは，医療の質の向上や効率化だけでなく，研究開発等のイノベーションに資するものとして期待されている[4][5]．

医療では，電子カルテに記録された診療データや診療報酬明細書データ(レセプトデータ)，そして放射線画像や眼底写真等の画像データを中心として電子化が進み，医療ビッグデータとして蓄積されるようになってきた．しかし，この医療ビッグデータにおいて「ビッグデータのパラダイムシフト」が起きようとしている．医療情報や疫学調査等の"従来の医療ビッグデータ"から，ゲノム・オミックス医療や internet of medical things (IoMT)デバイスを用いたモバイルヘルスから収集される"新しい医療ビッグデータ"へと医療ビッグデータはパラダイムシフトを迎えようとしている．

これまでの"従来の医療ビッグデータ"は集合的見地から医療事象をみる population medicine を

* Takenori INOMATA, 〒113-8421　東京都文京区本郷 2-1-1　順天堂大学医学部眼科学教室，准教授／同大学戦略的の手術室改善マネジメント講座，同大学大学院病院管理学併任／一般社団法人 IoMT 学会，代表理事／順天堂大学デジタル医療講座併任

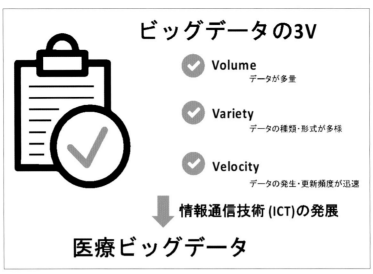

図 1. ビッグデータの 3V

目的としていた. 一方で, ゲノム・オミックス医療による網羅的分子情報やウェアラブル・生体センシング等の IoMT デバイスを利用したモバイルヘルスによる "新しい医療ビッグデータ" は, 先制医療や多様な個別化医療を目的として, 一個体(個人)に関する膨大なデータを取得する. 先制医療や個別化医療を実現するためには, 従来の集合的見地を個人に当てはめる one size fits for all の医療はもはや成り立たず, 個別化のパターンを網羅的に調べるというパラダイムシフトが必要である.

モバイルヘルスと IoMT

現在は第4次産業革命の真っ只中であり, インターネットやデジタル革命によりバーチャルとリアルの融合が可能となり, これまでと全く違った産業構造が実現できると言われている[6]. この第4次産業革命は IoT(internet of things), ビッグデータ, 人工知能(artificial intelligence:AI)によってその影響力は加速する.

IoT は "Internet of Things" の略で,「モノのインターネット化」といわれ, マサチューセッツ工科大学で RFID(radio frequent identifier)という電波でモノの ID を扱う小さな半導体チップを研究していたケビン・アシュトンが1999年に初めて IoT という言葉を使った[7]. RFID によって物流に乗るすべての商品の管理情報にインターネットで

アクセスできるようになると,「どこにモノがあり, どのように移動しているか」をリアルタイムでトラッキングできるようになった. これをアシュトンが「モノがインターネット化する」と表現し, IoT という言葉が生まれたのである.

近年 IoT は, オンラインコンピュータネットワークを介して医療情報技術を接続する IoMT として医療に応用されようとしている[6)8]. 2025年の医療分野における IoMT 関連機器・システムの国内市場は, 2016年比で2.2倍の1,685億円と予想されている[9]. さらに IoMT を含む世界の医療 IT 市場は, 2016年15.4兆円だったものが2025年には58.2兆円とその成長率は著しく, 医療機器を超える市場規模になると予想されている.

IoMT の機能は病院や医療従事者とのアクセス・コミュニケーションの簡素化, リアルタイムデータの取得等をもたらし, 個別化医療や精密医療を可能とする. さらには, 遠隔医療や病院における医療機器使用の効率化等にも資する. 最終的にすべての IoMT 機器から収集された新しい医療ビッグデータはクラウド上に保存され, 人工知能によって解析される. このなかでも, 特に高機能化するスマートフォン端末やタブレット端末等の携帯端末(モバイル端末)を利用して行う医療行為や診療サポート行為のことを「モバイルヘルス」という[10]. モバイルヘルスは, 個々人の自己管理に有用なツールとして受け入れられ始めている.

表 1. 日本国内の ResearchKit を用いたスマートフォンアプリケーション

リリース日	アプリケーション名	対象疾患	リリース元
2015/11/25	Heart & Brain	不整脈・脳梗塞	慶應義塾大学
2016/2/16	ロコモニター（プラス）	ロコモディブ症候群	順天堂大学
2016/2/16	iPARKSTUDY	パーキンソン症候群	順天堂大学
2016/2/16	ぜんそくログ	喘息	順天堂大学
2016/3/14	GlucoNote	2 型糖尿病	東京大学
2016/4/21	HearTily	不整脈	東京大学
2016/7/15	メタボウォッチ	メタボリック症候群	早稲田大学
2016/9/29	Baby うんち	胆道閉鎖症	聖路加国際大学
2016/10/5	JINS MEME MEDICAL LAB	ストレス，モチベーション	株式会社ジェイアイエヌ
2016/11/2	ドライアイリズム	ドライアイ	順天堂大学
2016/11/2	インフルレポート	インフルエンザ	順天堂大学
2017/4/12	Itch Tracker	搔痒	Nestlé Skin Health（マルホ株式会社）
2017/5/26	がんコル	がん患者の労働生産性を含めた療養状況の把握	国立がん研究センター
2018/1/26	おなかナビ	過敏性腸症候群	東北大学
2018/2/1	アレルサーチ	花粉症	順天堂大学
2018/6/22	いたみノート	慢性疼痛	順天堂大学

（文献 11 より引用，転載）

新しい医療ビッグデータの収集方法の1つとして，モバイルヘルスのなかでも多機能性と柔軟性をもつスマートフォンはますます臨床・研究に用いられようとしている．そのブレークスルーとなったのが，ResearchKit や ResearchStack 等のオープンソースフレームワークである．2015年12月に Apple 社から iPhone 用アプリケーション作成のための「ResearchKit」がリリースされたのを皮切りに，2016年4月に Android 用アプリケーションを作成することが可能な「ResearchStack」がリリースされた．研究者や開発者は臨床研究のためのアプリケーションを ResearchKit や ResearchStack を使用して作成することができる．ResearchKit や ResearchStack は大規模なオプトイン調査と観察研究を容易にするとともに，世界中でリクルートされた被験者に関する生体情報データを収集する新しい方法を提供する．特に ResearchKit は多くのモバイルヘルスアプリケーションに用いられ，医療ビッグデータの取得を可能にしている．これまでに ResearchKit を用いたアプリケーションは，2018年7月までに本邦では 16個（表1），米国では 267個のアプリケーションがリリースされている[11]．

モバイルヘルスを用いた クラウド型大規模臨床研究

これまでに筆者らは ResearchKit を用いて開発した iPhone 版スマートフォンアプリケーション「ドライアイリズム®（ドライアイ）」と「アレルサーチ®（花粉症）」をリリースし（表1），クラウド型大規模臨床研究を実施し，30,000人以上の研究参加者のドライアイや花粉症に関連する個別の自覚症状や生活習慣のリアルワールドデータを継続収集している．スマートフォンアプリケーションを用いたクラウド型臨床研究は，ドライアイや花粉症といった慢性疾患の早期発見や管理に適している[12)～15)]．2019年12月5日までに PubMed による検索で，ResearchKit を用いた臨床研究として確認された論文は21本ある（表2）．そのうち本邦からは Fujibayashi らのインフルエンザに関する論文の発表を皮切りに2型糖尿病，ドライアイ，ロコモティブシンドロームに関する論文が出版され

表 2. ResearchKit を用いたクラウド型大規模臨床研究に関する論文

アプリ名	リリース日	対象疾患	リリース元	出版日	執筆者名	雑誌名
mPower	2015/3	Parkinson disease	University of Rochester Medical Center, USA	2016/3	Bot BM, et al.	Sci Data
MyHeart Counts	2015/3	Cardiovascular health	Stanford University, USA	2017/1	McConnell MV, et al.	JAMA Cardiol
mPower	2015/3	Parkinson disease	University of Rochester Medical Center, USA	2017/2	Doerr M, et al.	JMIR Mhealth Uhealth
Back on Track	2015/7	ACL	University of Freiburg, Germany	2017/2	Zens M, et al.	JMIR Mhealth Uhealth
Mole Mapper	2015/10	Melanoma	National Cancer Institute, USA	2017/2	Webster DE, et al.	Sci Data
Asthma Health	2015/3/9	Asthma	Mount Sinai, USA	2017/4	Chan YY, et al.	Nat Biotechnol
mPower	2015/3	Parkinson disease	University of Rochester Medical Center, USA	2018	Nguyen V, et al.	Stud Health Technol Inform
Autism & Beyond	2015/10	Autism spectrum disorders	Duke Health, USA	2018/1	Egger HL, et al.	NPJ Digit Med
Asthma Health	2015/3/9	Asthma	Mount Sinai, USA	2018/3	Chan YY, et al.	Sci Data
Asthma Health & My Chart	2015/3/9	Asthma	Mount Sinai, USA	2018/6	Genes N, et al.	NPJ Digit Med
インフルレポート	2016/11/2	インフルエンザ	順天堂大学, Japan	2018/6	Fujibayashi K, et al.	JMIR Mhealth Uhealth
Feverprints	2016/3	Fever	Boston Children's Hospital, USA	2018/8	Hausmann JS, et al.	J Gen Intern Med
PARADE	2016/7	Rheumatoid Arthritis	GlaxoSmithKline, USA	2018/9	Crouthamel M, et al.	JMIR Mhealth Uhealth
Healthy Pregnancy Research Program	2017/3	Pregnancy	Scripps Research Translational Institute and WebMD, USA	2018/9	Radin JM, et al.	NPJ Digit Med
グルコノート	2016/3/14	2 型糖尿病	東京大学, Japan	2019/4	Yamaguchi S, et al.	JMIR Mhealth Uhealth
MyHeart Counts	2015/3	Cardiovascular health	Stanford University, USA	2019/4	Hershman SG, et al.	Sci Data
ドライアイリズム	2016/11/2	ドライアイ	順天堂大学, Japan	2019/5	Inomata T, et al.	Ophthalmology
該当なし	2017/6	Perioperative functional capacity assessment	University of Chicago, USA	2019/9	Rubin DS, et al.	Anesth Analg
ロコモニター	2016/2/16	ロコモティブシンドローム	順天堂大学, Japan	2019/11	Yoshimura Y, et al.	J Orthop Sci
該当なし	2017/5	Sexually transmitted infections	Washington University School of Medicine, US	2019/11	Ahmad FA, et al.	J Am Med Inform Assoc
ドライアイリズム	2016/11/2	ドライアイ	順天堂大学, Japan	2019/11	Inomata T, et al.	JAMA Ophthalmology

ACL : acute anterior cruciate ligament tears

ている[13)14)16)17)].

　ドライアイリズム®は 2016 年 11 月にリリースされ，日本語版のみならず英語版が 2017 年 11 月にリリースされている．ドライアイリズム®では，被験者情報，ドライアイの自覚症状(ドライアイ疾患特異的な質問紙票である ocular surface disease index[18]を使用），ならびに個別の生活習慣に関係するさまざまな項目を収集することが可能である[13][14]．さらに，簡易のドライアイ測定項目として，涙液層破壊時間と相関を認める最大開瞼時間を計測する機能（まばたき我慢）を搭載している[19]．このドライアイリズム®から収集した個別医療ビッグデータを解析することで，若年齢，女性，膠原病，花粉症，うつ病，コンタクトレンズの現在の装用，モニター作業時間の増加，喫煙等のドライアイ重症化因子を明らかにした[14]．さらに，この研究から未だに多くの人がドライアイの診断を受けず，視機能の低下や生活の質の低下に苦しんでいることが明らかになった[13]．このアンメットメディカルニーズを解決するためには，より多くの人にドライアイを啓発し，疾患予防や治療につなぐ必要性がある．

一方，アレルサーチ®は花粉症に関するスマートフォンアプリケーションで，2018年2月にリリースされた．花粉症は日本で約3,000万人が罹患する免疫アレルギー疾患であり，患者の生活の質（QOL）を低下させる．花粉症は外的因子，生活習慣，宿主因子等が関連して発症や重症化に影響を及ぼす．そのため，QOLの維持向上には，個々人の自覚症状のモニタリングによる多様な自覚症状の見える化により，個々人にとって最適化された花粉症対策を提案する必要がある．

我々は，より多角的な意見を取り入れ，スマートフォンアプリケーションによる個別のモニタリングを行うことで，個々人の発症・重症化因子の解明と層別化による予防的・先制的医療の実用化ができるのではないかと着想し，患者・市民参画（patient & public involvement：PPI）を取り入れたアプリケーションのアップデートを行っている（国立研究開発法人日本医療研究開発機構・免疫アレルギー疾患領域・診療の質の向上に資する研究「患者・市民参画を取り入れた，診療の質の向上に資する研究」研究代表者：順天堂大学 猪俣武範）．

クラウド型大規模臨床研究の長所と限界

モバイルヘルスを用いたクラウド型大規模臨床研究は，従来の臨床研究と比較して，①多数かつ多様性のある被験者の医療ビッグデータの収集[20]，②アプリケーションを用いた包括的な同意とデータの取得プロセス，③コスト優位，④遠隔からのデータ取得，そして⑤リアルワールドデータの取得ができるという点で優位である．スマートフォン用アプリケーション作成コストは既報では，15〜440万円との報告もある[20]．また，自験例ではResearchKitを用いた場合は300〜400万円の作成コストを必要としたが，ResearchKitを用いたスマートフォンアプリケーション作成のコストはResearchKitに用意されているテンプレートデザインが使用可能なため，新しいデザインを必要とせず，比較的低価格に開発費を抑えることができる．しかし，アプリケーションのアップデートの際にはサードパーティであるアプリケーション制作会社に追加費用を払う必要性が生じ，結果としてコスト高になる可能性がある．モバイルヘルスアプリケーションの最も素晴らしい点は，リアルワールドデータを利用することで，これまでにない大規模かつ多様性のある生物学的データセットの作成を可能にすることである．近い将来にはモバイルヘルスアプリケーションで収集した生体データをクリニックやベッドサイドに届けるi2b2(informatics for integrating biology and the bedside)[21]が現実のものとなるだろう．

一方で，モバイルヘルスによる医療ビッグデータの収集の限界には以下が挙げられる[11][13][14]．

1．想起バイアス

モバイルヘルスを用いたクラウド型大規模臨床研究はその多くに質問紙形式を含むため，被験者の意識的・無意識的な心理によって生じる記憶想起（思い出し）の正確さの差異によって生じる測定バイアスを生じる可能性がある．

2．選択バイアス

モバイルヘルスでは，対象者はスマートフォン

ユーザーやタブレットユーザーに限定される可能性があるため選択バイアスが生じる．さらにResearchKitを用いた場合はiPhoneユーザーのみが対象となるため選択バイアスが生じる．これに対してはAndroid版のスマートフォンアプリケーションを製作することで改善可能である．また，スマートフォンへのアクセシビリティの点から高齢者のデータは収集しにくい．被験者の多くは研究内容に興味をもってくれた被験者が中心であることや，スマートフォンの保持率は被験者の経済的属性の影響も受ける[22]ため，結果の一般化の際には注意が必要である．しかし，これまで病院に来院することの少なかった若年層のデータを取得できるという利点がある．

3．データの信頼性と妥当性

モバイルヘルスを用いたクラウド型大規模臨床研究ではデータの信頼性と妥当性の検証が重要である．ドライアイリズム，Depression MonitorやBack on Trackではモバイルヘルスアプリケーションにおける自己問診票の妥当性が検証されている[13)23)24]．妥当性の確認として，既存の妥当性がすでに検証されている問診票をアプリケーションに搭載し，その結果を紙の質問紙の結果と比較する等の方法が一般的である．また，mPowerではモーションセンサーや，Mole Mapperでは皮膚の画像診断に対する妥当性の確認が行われている．しかし，モバイルヘルスアプリケーションのデータの信頼性や妥当性に対する基準は未だに定められておらず，モバイルヘルスアプリケーションの質の評価や利活用の発展のためには早急な基準の設定が必要である．

4．継続率(リテンション率)

モバイルヘルスアプリケーションの問題として，被験者の継続率をいかに保つかが重要である．被験者の継続率を保つためには，モバイルヘルスアプリケーションにゲーム性をもたせたり，報酬を与えたり，プッシュ通知によるリマインドをする方法が考えられる．しかし，これまでの臨床研究と比較すると継続率は高いという報告もあ

るが，継続率は生体センサリングによるビッグデータの収集において重要なため，ユーザーにとって魅力的なアプリケーションの構築が求められる．

5．データサイエンティストの不足

データサイエンティストとは，ビッグデータから必要な情報を抽出・分析できる統計学的手法と科学的思考を併せ持つ人材である．ゲノム・オミックスや生体センサリングから得た新しい医療ビッグデータを解析するためには，これまでと違った手法が必要になるが，そのような解析が可能な人材は，ヘルスケアアカデミアの現場でさえ充足しているとは言えない．今後は，医療におけるICTの活用や医療ビッグデータといったハード面の整備のみでなく，ヘルスケアにおけるデータサイエンティストの育成等のソフト面の整備が必要である．

モバイルヘルスアプリケーションは，上記のような特有のバイアスを内包するが，これらのバイアスは時間とともに減弱すると考える．スマートフォンの使用率はすべての年齢層に増加することが予想されており，ビッグデータの取得は，データの信頼性や選択バイアスの影響を減少させることができるからである．

患者・市民参画の重要性

患者・市民参画(PPI)とは，医学研究・臨床試験のプロセスの一環として，研究者が患者・市民の知見を参考にすることとされる[25]．モバイルヘルスの効果的な推進と社会構築を行うためには，国民一人一人の貢献を重要視し，産学官民の力を集結し研究開発を進められる仕組みづくりの構築と，患者を含む国民が参画する研究成果の社会への効果的な還元が重要である．PPIによる患者・市民にとって使いやすいアプリケーション等の開発と段階別の目標に応じた一貫したPPIの取り組みは非常に先進的であり，モバイルヘルスの研究のみならず，さまざまな研究の効果的な推進と社会構築に貢献すると考えられ臨床的に重要であ

る．また，PPI によりアンメットメディカルニーズの探索をすることで，研究者からの視点だけでなく，患者・市民としての経験に基づく知見を活用することが可能である．

多様な症状・疾患表現系の個別化

疾患の発症原因は，多因子かつ複合的な要因が関連する．しかし，これまで個々人にとって最適化された医療は提供されておらず，画一的ともいえる加療が行われてきた．例えば，ドライアイであれば，発症原因は湿度，花粉，PM2.5等の外的因子，食事・喫煙・運動・コンタクトレンズの装用等の生活習慣，加齢・性別（女性）・家族歴等の宿主因子等が複合的に関連してドライアイの発症や経過に影響を及ぼす．また，ドライアイの自覚症状は，乾燥感のみならず，羞明，眼精疲労，視力の低下等，多岐にわたるため，不定愁訴とされ治療が行われないまま見逃される場合もあった．

このように個々人の自覚症状や生活習慣をモバイルヘルスによりモニタリングすることによる多様性の理解や関連する生活習慣等の「見える化・層別化」により，個々人にとって最適化された疾患に対する複合的な対策を提案し，疾患の発症・重症化を未然に防ぐ予防医療や個別化医療が重要である．スマートフォンをはじめとするモバイルヘルスは，これまでの医療施設中心の施設医療とは異なり，患者中心かつ日常生活圏から疾患の自覚症状やライフスタイル情報等の継続した個々人の医療ビッグデータの取得が可能となる点で優位性がある．

個別化医療は患者のタイプにあわせて最適な治療法を選択すること，先制医療は個人の遺伝子，mRNA，タンパク質，代謝産物，画像等のバイオマーカーを用い，将来起こりやすい病気を疾患の発症前に診断・予測し，介入する．また，精密医療は疾患リスクをより個別に理解し，非均一な母集団に対し，カスタマイゼーションした医療を提供するという新たな分野である[26]．モバイルヘルスとゲノム・オミックス医療の融合は，個々人の生体情報とゲノム情報を融合し，疾患の原因遺伝子の探求，新規バイオマーカーの創出，個別の発症予防・重症化予防に対する新規創薬開発を可能とし，疾患に対する個別化医療や先制医療の実現には必要不可欠である．

おわりに

少子高齢化が急速に進む日本では，予防・個別化・先制医療による治療の効率化や自分で自分の健康を守るための科学的エビデンスに基づいた健康・医療指導サービス等，健康や医療に対するアプローチや考え方のパラダイムシフトが必要不可欠である．その先駆けとして，モバイルヘルスを用いた医療ビッグデータの収集による疾患リスクの見える化や，個々人が自ら疾患の予防・未病に取り組むことによる行動変容が重要である．

文 献

1) Lee CH, Yoon HJ：Medical big data：promise and challenges. Kidney Res Clin Pract, **36**(1)：3-11, 2017.
2) Berman JJ：Introduction. In：Principles of Big Data. edn., xix-xxvi, 2013.
3) Laney D：3D Data Management：Controlling Data Volume, Velocity and Variety：Gartner.（Available from：http://blogs.gartner.com/doug-laney/files/2012/01/ad949-3D-Data-Management-Controlling-Data-Volume-Velocity-and-Variety.pdf.）
4) Dimitrov DV：Medical Internet of Things and Big Data in Healthcare. Healthc Inform Res, **22**(3)：156-163, 2016.
   Summary 医療ビッグデータとモバイルヘルスについて理解できる．
5) Hansen MM, Miron-Shatz T, Lau AY, et al：Big Data in Science and Healthcare：A Review of Recent Literature and Perspectives. Contribution of the IMIA Social Media Working Group. Yearb Med Inform, **9**：21-26, 2014.
6) 猪俣武範：IoMT は医療をどう変えるか～医療におけるデジタルユビキティへの変革～. J Internet Med Things, **1**(1)：4-9, 2018.

Summary 産業革命と，医療において IoMT，AI 等のテクノロジーがどのようにして産業基盤を刷新していくか理解できる.

7) Madakam S, Ramaswamy R, Tripathi S：Internet of Things(IoT)：A Literature Review. J Comput Commun, **3**(5)：164-173, 2015.

8) Qureshi F, Krishnan S：Wearable Hardware Design for the Internet of Medical Things (IoMT). Sensors(Basel), **18**(11)：e3812, 2018.

9) 2017年 メディカル IoT・AI 関連市場の最新動向と将来展望. 富士経済，2017.

10) Organization WH：mHealth：New horizons for health through mobile technologies：second global survey on eHealth 2011.
(Available from：https://www.who.int/goe/publications/goe_mhealth_web.pdf.)

11) 猪俣武範：ResearchKit を用いたアプリケーションによる新しい医療ビッグデータの可能性. J Internet Med Things, **2**(1)：10-15, 2019.

12) Basatneh R, Najafi B, Armstrong DG：Health Sensors, Smart Home Devices, and the Internet of Medical Things：An Opportunity for Dramatic Improvement in Care for the Lower Extremity Complications of Diabetes. J Diabetes Sci Technol, **12**(3)：577-586, 2018.

13) Inomata T, Iwagami M, Nakamura M, et al：Characteristics and Risk Factors Associated With Diagnosed and Undiagnosed Symptomatic Dry Eye Using a Smartphone Application. JAMA Ophthalmol, 2019.
Summary モバイルヘルスを使用したクラウド型臨床研究の実際を理解できる.

14) Inomata T, Nakamura M, Iwagami M, et al：Risk Factors for Severe Dry Eye Disease：Crowdsourced Research Using DryEyeRhythm. Ophthalmology, **126**(5)：766-768, 2019.

15) Miller JD NB, Armstrong DG：Current Standards and Advances in Diabetic Ulcer Prevention and Elderly Fall Prevention Using Wearable Technology. Curr Geriatr Rep, **27**(4(3))：249-256, 2015.

16) Fujibayashi K, Takahashi H, Tanei M, et al：A New Influenza-Tracking Smartphone App(Flu-Report)Based on a Self-Administered Questionnaire：Cross-Sectional Study. JMIR Mhealth Uhealth, **6**(6)：e136, 2018.

17) Yamaguchi S, Waki K, Nannya Y, et al：Usage Patterns of GlucoNote, a Self-Management Smartphone App, Based on ResearchKit for Patients With Type 2 Diabetes and Prediabetes. JMIR Mhealth Uhealth, **7**(4)：e13204, 2019.

18) Midorikawa-Inomata A, Inomata T, Nojiri S, et al：Reliability and validity of the Japanese version of the Ocular Surface Disease Index for dry eye disease. BMJ Open, **9**(11)：e033940, 2019.

19) Inomata T, Iwagami M, Hiratsuka Y, et al：Maximum blink interval is associated with tear film breakup time：A new simple, screening test for dry eye disease. Sci Rep, **8**(1)：13443, 2018.

20) Jardine J, Fisher J, Carrick B：Apple's ResearchKit：smart data collection for the smartphone era? J R Soc Med, **108**(8)：294-296, 2015.

21) Pfiffner PB, Pinyol I, Natter MD, et al：C3-PRO：Connecting ResearchKit to the Health System Using i2b2 and FHIR. PLoS One, **11**(3)：e0152722, 2016.

22) Schmitz H, Howe CL, Armstrong DG, et al：Leveraging mobile health applications for biomedical research and citizen science：a scoping review. J Am Med Inform Assoc, **25**(12)：1685-1695, 2018.

23) BinDhim NF, Shaman AM, Trevena L, et al：Depression screening via a smartphone app：cross-country user characteristics and feasibility. J Am Med Inform Assoc, **22**(1)：29-34, 2015.

24) Zens M, Woias P, Suedkamp NP, et al："Back on Track"：A Mobile App Observational Study Using Apple's ResearchKit Framework. JMIR Mhealth Uhealth, **5**(2)：e23, 2017.

25) 臨床研究等における患者・市民参画に関する動向調査委員会：患者・市民参画(PPI)ガイドブック～患者と研究者の協働を目指す第一歩として～. 国立研究開発法人日本医療研究開発機構，2019.

26) Baynam G, Bauskis A, Pachter N, et al：3-Dimensional Facial Analysis-Facing Precision Public Health. Front Public Health, **5**：31, 2017.

全日本病院出版会のホームページの
"きっとみつかる特集コーナー"をご利用下さい!!

- ☺ 学会売上好評書籍のご案内や関連特集本コーナーで欲しい書籍が見つかりやすくなりました。
- ☺ 定期雑誌の最新号や、新刊書籍の情報をすばやくお届けします。
- ☺ 検索キーワードの入力でお探しの本がカンタンに見つかる、便利な「検索機能」付きです。
- ☺ 雑誌・書籍の目次、各論文のキーポイントも閲覧できます。

click

zenniti.com

| 全日本病院出版会 | 検索 |

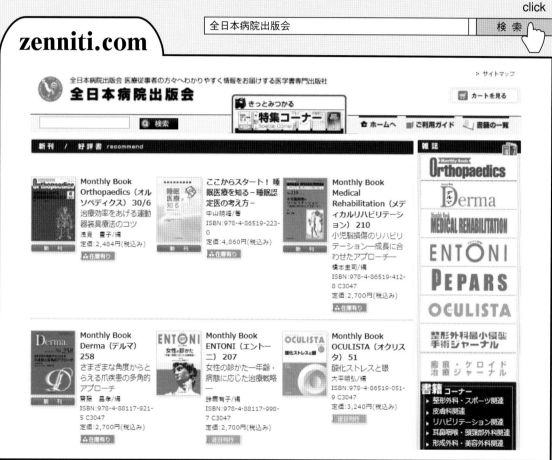

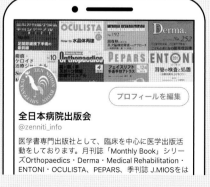

全日本病院出版会　公式 twitter
始めました!

弊社の書籍・雑誌の新刊情報、好評書のご案内を中心に、タイムリーな情報を発信いたします!
全日本病院出版会公式アカウント (**@zenniti_info**) をぜひご覧ください!

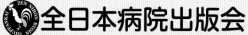 全日本病院出版会　〒113-0033 東京都文京区本郷 3-16-4　Tel:03-5689-5989
www.zenniti.com　　　　　　　　　　　　　　　　Fax:03-5689-8030

FAX による注文・住所変更届け

改定：2015 年 1 月

毎度ご購読いただきましてありがとうございます．

読者の皆様方に小社の本をより確実にお届けさせていただくために，FAX でのご注文・住所変更届けを受けつけております．この機会に是非ご利用ください．

◇ご利用方法

FAX 専用注文書・住所変更届けは，そのまま切り離して FAX 用紙としてご利用ください．また，注文の場合手続き終了後，ご購入商品と郵便振替用紙を同封してお送りいたします．**代金が 5,000 円をこえる場合，代金引換便とさせて頂きます．**その他，申し込み・変更届けの方法は電話，郵便はがきも同様です．

◇代金引換について

本の代金が 5,000 円をこえる場合，代金引換とさせて頂きます．配達員が商品をお届けした際に，現金またはクレジットカード・デビットカードにて代金を配達員にお支払い下さい(本の代金＋消費税＋送料)．(※年間定期購読と同時に 5,000 円をこえるご注文を頂いた場合は代金引換とはなりません．郵便振替用紙を同封して発送いたします．代金後払いという形になります．送料は定期購読を含むご注文の場合は頂きません)

◇年間定期購読のお申し込みについて

年間定期購読は，1 年分を前金で頂いておりますため，代金引換とはなりません．郵便振替用紙を本と同封または別送いたします．送料無料，また何月号からでもお申込み頂けます．

毎年末，次年度定期購読のご案内をお送りいたしますので，定期購読更新のお手間が非常に少なく済みます．

◇住所変更届けについて

年間購読をお申し込みされております方は，その期間中お届け先が変更します際，必ずご連絡下さいますようよろしくお願い致します．

◇取消，変更について

取消，変更につきましては，お早めに FAX，お電話でお知らせ下さい．

返品は，原則として受けつけておりませんが，返品の場合の郵送料はお客様負担とさせていただきます．その際は必ず小社へご連絡ください．

◇ご送本について

ご送本につきましては，ご注文がありましてから約 1 週間前後とみていただきたいと思います．お急ぎの方は，ご注文の際にその旨をご記入ください．至急送らせていただきます．2～3 日でお手元に届くように手配いたします．

◇個人情報の利用目的

お客様から収集させていただいた個人情報，ご注文情報は本サービスを提供する目的(本の発送，ご注文内容の確認，問い合わせに対しての回答等)以外には利用することはございません．

その他，ご不明な点は小社までご連絡ください．

株式会社 **全日本病院出版会**　〒113-0033 東京都文京区本郷 3-16-4-7 F
電話 03(5689)5989　FAX03(5689)8030　郵便振替口座 00160-9-58753

FAX 専用注文書

年　　月　　日

○印	MB　OCULISTA 5 周年記念書籍	定価(税込10%)	冊数
	すぐに役立つ眼科日常診療のポイント—私はこうしている—	10,450 円	

(本書籍は定期購読には含まれておりません)

○印	MB　OCULISTA	定価(税込10%)	冊数
	2020 年 1 月〜12 月定期購読(No.82〜93：計 12 冊)(送料弊社負担)	41,800 円	
	No. 87　ここまでできる緑内障診療	3,300 円	
	No. 86　眼科におけるリスクマネジメントのポイント	3,300 円	
	No. 85　よくわかる屈折矯正手術	3,300 円	
	No. 84　眼科鑑別診断の勘どころ　増大号	5,500 円	
	No. 83　知らずにすまない神経眼科疾患！	3,300 円	
	No. 82　眼科手術の適応を考える	3,300 円	
	No. 81　おさえておきたい新しい前眼部検査	3,300 円	
	No. 80　令和の白内障手術	3,300 円	
	No. 72　Brush up 眼感染症—診断と治療の温故知新—　増大号	5,500 円	
	No. 60　進化する OCT 活用術—基礎から最新まで—　増大号	5,500 円	
	No. 48　眼科における薬物療法パーフェクトガイド　増大号	5,500 円	
	その他号数 (号数と冊数をご記入ください)　No.		

○印	書籍・雑誌名	定価(税込10%)	冊数
	ストレスチェック時代の睡眠・生活リズム改善実践マニュアル	3,630 円	
	美容外科手術—合併症と対策—	22,000 円	
	ここからスタート！眼形成手術の基本手技	8,250 円	
	超アトラス 眼瞼手術—眼科・形成外科の考えるポイント—	10,780 円	
	PEPARS No. 87 眼瞼の美容外科 手術手技アトラス　増大号	5,500 円	
	PEPARS No. 147 美容医療の安全管理とトラブルシューティング　増大号	5,720 円	

お名前	フリガナ　　　　　　　　　　　　　　　　　　　　　㊞	診療科
ご送付先	〒　　−　　　　　□自宅　　□お勤め先	

電話番号	□自宅　　□お勤め先

雑誌・書籍の申し込み合計
5,000 円以上のご注文
は代金引換発送になります

—お問い合わせ先—
㈱全日本病院出版会営業部
電話　03(5689)5989

FAX　03(5689)8030

年　月　日

住 所 変 更 届 け

お 名 前	フリガナ	
お客様番号		毎回お送りしています封筒のお名前の右上に印字されております8ケタの番号をご記入下さい。
新お届け先	〒　　　　　都 道 　　　　　　府 県	
新電話番号	（　　　　　）	
変更日付	年　　月　　日より	月号より
旧お届け先	〒	

※ 年間購読を注文されております雑誌・書籍名に✓を付けて下さい。

- ☐ Monthly Book Orthopaedics（月刊誌）
- ☐ Monthly Book Derma.（月刊誌）
- ☐ 整形外科最小侵襲手術ジャーナル（季刊誌）
- ☐ Monthly Book Medical Rehabilitation（月刊誌）
- ☐ Monthly Book ENTONI（月刊誌）
- ☐ PEPARS（月刊誌）
- ☐ Monthly Book OCULISTA（月刊誌）

FAX　03-5689-8030

全日本病院出版会行

Monthly Book OCULISTA バックナンバー一覧

2020.6. 現在

通常号 3,000 円＋税　　増大号 5,000 円＋税

No. 9 以前のバックナンバー，各目次等の詳しい内容はホームページ(www.zenniti.com)をご覧ください．

編集主幹：村上　晶　順天堂大学教授　　　 No. 88　編集企画：
　　　　　高橋　浩　日本医科大学教授　　　　 猪俣武範　順天堂大学准教授

Monthly Book OCULISTA　No. 88

2020 年 7 月 15 日発行（毎月 15 日発行）
　　定価は表紙に表示してあります.
　　　　　　Printed in Japan

発行者　　末　定　広　光
発行所　　株式会社　全日本病院出版会
〒 113-0033 東京都文京区本郷 3 丁目 16 番 4 号 7 階
　　　　電話　(03)5689-5989　Fax　(03)5689-8030
　　　　郵便振替口座 00160-9-58753
印刷・製本　三報社印刷株式会社　　　電話　(03)3637-0005
広告取扱店　㈱メディカルブレーン　　電話　(03)3814-5980